事例から学ぶ「医療事故調査制度」活用BOOK

石川寛俊・勝村久司　監修

医療情報の公開・開示を求める市民の会　編

篠原出版新社

事例から学ぶ「医療事故調査制度」活用 BOOK
目 次

はじめに

石川 寛俊 （弁護士）

　医療事故調査という、ひとが気持ちを伝える言葉の世界では、もともと存在しない単語を無理矢理に積み重ねた造語らしく、堅苦しく空々しい観念が先行して意味不明の社会制度に堕してしまったのでないかと疑わざるを得ない日々が、2015年10月運用開始から6年近く経た現在も続いている。背景には、制度発足時に想定された、年間約1,300人の医療事故死亡者数は、医療事故調査制度が取り上げた実例の2〜3倍あり、つまり調査されない暗数の方が膨大であるという事実がある。

　その理由は、もともと医療機関は報告したがらないという、事故隠しの職業病的体質に加えて、「この事故は想定内で報告の対象ではない」とか、事故に「該当するか否かは院長固有の判断である」とかの、「医療事故」の用語の解釈及び調査の要否の判断はもっぱら医療側に独占的に与えられる、との誤解と一部の医療側関係者らによるいささか無理な概念操作に由来している。

　医療界の（ジコカクシン自己革新でなく）「ジコカクシ◯事故隠し」のそれまでの病弊に配慮して、自主的調査を原則にした制度上の譲歩が、医療事故か否かの判断まで医療機関が独占できるとの我田引水的発想を一部に生み、その結果で（患者側の要望とは無関係に）想定された医療事故の半数でさえ、この制度の俎上にのぼってこないという体たらくに陥った。

　健康の回復を求めて医療の門をくぐった人たちが、思いに反して、回復するどころか健康を根絶するに等しい病院内死亡という、思いもかけなかった事故に遭遇したことから、亡き人の気持ちを浮かび上がらせるべく、命を救う筈の医療機関内でなぜ事故が起きたのか、どうして患者は死ななければならなかったのか、との疑問

と願いが、医療事故調査の制度が作られた出発点であった。また一方、膨大な社会資源を投じて運営されている医療界で、事故で健康生命を失う人が絶えない現実をどのように変えて制度再生を目指すのかの視点からも、医療事故の原因を調査し再発防止策を検討するのは必然的要請でもある。

　事故調査といえども当該病院がまず調査を始めないとその実が上がらないとの現実論が事故隠しの伝統的悪弊を飲み込んで発足した制度は、「小さく産んで大きく育てる」との楽観的スローガンを打ち砕くほど、「産ませまい」との圧力に行く手を妨害され続けている。

　その実相をつかみ、患者側の当然の疑問と願いを一症例ずつ具体化し、医療界への信頼を回復するための手探りが、右往左往する試みとして、この本で明らかになりつつある。

序　医療事故調査制度を活用しよう

勝村 久司（医療情報の公開・開示を求める市民の会・代表）

●誰も知らなかった「医療事故調査制度」

　「医療事故調査制度」は、2014年6月18日に成立した「医療法」の改正（いわゆる「第6次」の医療法改正）に盛り込まれた制度である。制度施行は翌年の2015年10月1日だった。つまり、日本にはそれ以降、「医療事故調査制度」が法律に基づいて存在するのである。

　しかし、多くの人がその存在を知らないままなのだ。

　その証拠の1つが、私たち「医療情報の公開・開示を求める市民の会」が、2017年2月11日〜12日に実施した「医療事故調査制度ホットライン」だ。私たちは、この制度が始まって1年3カ月あまりが経った時点で、電話相談を実施した。弁護士に同席してもらいながら、2名のスタッフが2台の電話で対応する形で実施した。小規模であるため、広報は関西圏だけにとどめることとし、朝日放送と複数の新聞が関西地域中心に電話相談の実施を告知してくれた。

　それでも約60件の医療事故に関する電話相談があり、スタッフは休む間もなかった。そして、その内の11件が死亡事例で、それらには、以下の共通点があったのである。

（1）全て、医療事故調査制度の開始以降の事故だった。

（2）全て、家族（遺族）にとっては予期していなかった死亡だった。

（3）全て、医療機関からは事故調査制度に関する説明もなく、ホットラインに電

話相談をしてくるまで遺族は制度自体を知らなかった。

制度が始まってまだ1年あまりの時点で、患者だけでなく、医療機関でさえも、この制度を全く知らないかのような状況だったのだ。それ以降、ますます認知度は下がっている可能性がある。

どうすれば良いのだろうか。

学校の教育で、交通安全や防災教育とともに、もっと、医療事故調査制度など、患者として命や健康に関する国の施策などについて教えていくべきかもしれない。そして、厚生労働省が、政府広報等を通じてさらに国民に対してこの制度を周知したり、医療機関に対して、患者や遺族へのこの制度の周知を進めるよう求めていったりすることも大切だろう。

現状では、この制度の対象となる医療事故は、「医療に起因し、又は起因すると疑われる死亡又は死産」のうち、「管理者が予期しなかったもの」である。したがって、上記のホットラインの11件は、本来、医療事故調査制度に基づいて報告されていなければならなかった。それがなされていなかったのは、遺族がこの制度を知らなかったこと、また、医療機関がこの制度について何の説明もしていなかっことが原因だ。

だから、患者も医療者も「医療事故調査制度」について知っておく必要がある。本書では、第Ⅱ章でこの制度について詳しく解説している。

●医療事故調制度の入口は開いているのか

たまたま、医療事故調査制度の存在を知ることになった遺族にとっても、医療事故調査制度の入口はとても狭いものとなっている現状がある。その代表的な事例が、本書の第Ⅰ章の最初に掲載した「ドキュメント『センター調査第1号案件』～原因究明と再発防止を求め続けた遺族のストーリー～」だ。

さらに、第Ⅰ章の2つ目に掲載している大阪の金坂さんの事例は、手術で重度の寝たきりの状態になって、医療裁判に至っている事例だ。現状の医療事故調査制度は死亡事例しか対象にしていないので、重度の寝たきりでは対象にならない。原因究明をするためには、医療事故調査制度がなかった時代と同じように、医療裁判を

するしかないのである。ところが、その後、患者は死亡してしまう。そして、遺族は、医療事故調査制度に基づく調査を求めたが、病院側が「裁判中」であることを理由に、それを拒否している事例だ。

　衆議院議員の阿部知子氏は、2021年4月28日に「医療事故調査制度の運用改善と見直しに関する質問主意書」を衆議院議長に提出している。その中に、以下の質問がある。

＊＊＊＊＊＊＊＊＊＊＊＊＊＊

　患者団体の調査では、提訴がなされた後に当該患者が死亡した為、遺族が事故調査の開始を求めたところ、訴訟が係属していることを理由に、調査を行わないと回答した事例があった。しかし、医療事故調査を開始する要件は、医療法第六条の十に定義されているところであり、訴訟事実が、調査を行わない、あるいは中断する事由とならないことは明白である。ところが、実際には、民事責任を追及される可能性、紛争となる可能性、訴訟係属を理由として調査を行わないとの対応をとっている医療機関が依然存在することについて、政府の見解を示されたい。

＊＊＊＊＊＊＊＊＊＊＊＊＊＊

　政府は同年5月14日に、この質問主意書に対する回答を衆議院議長に提出している。その中で上記の質問に対しては以下のように回答している。

＊＊＊＊＊＊＊＊＊＊＊＊＊＊

　……ご指摘のように、「民事責任を追及される可能性、紛争となる可能性、訴訟係属」を理由として医療事故調査を行わないことについては、法第六条の十一第一項の規定に基づき、医療機関は医療事故が発生した場合には速やかに医療事故調査を行わなければならないことから、不適切であると考えている。

＊＊＊＊＊＊＊＊＊＊＊＊＊＊

　しかし、この事例における医療機関側の回答は頑なだ。報道によると、病院長は全ての判断を病院が契約する弁護士に委ねてしまっている感があり、現状では、「医療事故として制度に則って報告しているか否かも遺族には回答しない」としており、

おそらく、医療事故報告も医療事故調査もなされていないままなのである。

　このような事例をなくしていくことが現状の課題の1つである

●センター調査は健全、院内調査は二極化

　医療事故調査は、当初の想定よりもかなり少ない数しか報告されていないが、一部では、医療事故調査が懸命になされている。

　医療事故調査・支援センターによる、いわゆる「センター調査」は、本書の第Ⅰ章の「ドキュメント『センター調査第1号案件』～原因究明と再発防止を求め続けた遺族のストーリー～」や、第Ⅲ章の「センター調査に対する患者の評価」を読んでいただいたら分かる通り、健全になされている感がある。それだけに、医療事故調査制度を多くの人が知り、原因分析をして再発防止につなげていってほしいと願う。

　一方で、それぞれの病院の中で実施される、いわゆる「院内調査」は、熱心に取り組まれている医療機関と、そうではない医療機関との格差が大きくなり、二極化している感がある。

　都道府県ごとの制度活用状況の違いについては、本書の第Ⅲ章の記事に詳しいが、大学病院など、医療の見本となるべき病院間の格差も大きく広がってしまっている。毎日新聞の2021年8月3日付の記事によると以下の通りだ。

＊＊＊＊＊＊＊＊＊＊＊＊＊＊

　患者の死亡事故が起きた医療機関に原因調査や第三者機関への報告を義務づけた国の医療事故調査制度で、大学病院など全国の各特定機能病院の報告件数は、制度開始から5年半で10倍を超える開きがあることが判明した。最も多いのが17件である一方、「0件」とする病院もあった。報告対象は「予期せぬ死亡」だが、報告に積極的か消極的かという態度の違いで、専門性の高い大学病院でも予期していたかどうかの判断に差が生じ、実際には報告件数よりも多い事故が起きている可能性がある。……

＊＊＊＊＊＊＊＊＊＊＊＊＊＊

　特定機能病院とは、高度な医療を提供する能力があると厚生労働相が承認した病院である。400 床以上の病床を有することが承認条件となっており、いずれも大病院だ。毎日新聞は 2021 年の 4 月から 6 月にかけて、全国の 87 の全ての特定機能病院にアンケートを実施し、医療事故調査制度が始まった 2015 年 10 月から 21 年 3 月末までに第三者機関「医療事故調査・支援センター」へ報告した件数などを尋ね、半数を超える 47 病院から回答を得たという。

　その結果、報告件数が最も多かったのは京都大病院で 17 件、次いで熊本大病院が 8 件、そして、名古屋大病院と藤田医科大病院が 7 件と続く。一方で、0 件と回答した病院も 3 病院あり、報告件数を答えなかった 10 病院をのぞく、37 病院の平均は、3.64 だった。

　多くの件数を報告している病院は、医療安全や患者安全に熱心に取り組んでいるリーダーがいる病院だ。全国の医療機関の医療安全や患者安全の担当者が所属する「医療の質・安全学会」の理事長は京大病院の担当者であり、前理事長は名古屋大学の理事長であることからも想像がつく。つまり、報告が多い病院は事故が多い病院ではなく、事故を報告し、事故調査をして再発防止につなげる努力をしている病院である。一方で、報告が少ない病院は、事故を把握できていないか、もしくは、把握していても報告していない病院なのである。

　このような格差を放置しておくと、医療の質の格差もひろがってしまうだろう。事故を把握し、原因分析をして再発防止につなげていくという循環は、その病院の医療の質を高めていくからだ。さらに、その循環を共有することで、全国の医療機関の質も高まっていくはずで、特に、教育機関でもあり、医療の見本となるべき大学病院には、熱心に取り組む責務があると思う。

　では、このような格差をなくしていくためにはどうすれば良いだろう。例えば、病院の医療機能の評価の基準に、医療事故調査に熱心に取り組んでいるかどうかの指標を加えることが必要だろう。そして、病院に対する診療報酬にも、その指標を反映させるべきだ。つまり、価値のある行為に対して、きちんと、診療報酬という価値をつけていくことが必要なのである。そうして、医療安全、患者安全を高め、医療の質を向上させていくことは患者の願いであり、医療に求められていることだ。

　さらに、医学界の多くの関係学会も、医療事故調査の報告書が作成された際には、それが、医学の研究論文と同等かそれ以上の価値があるものとして、全国や世界で

共有していく必要があるだろう。医療事故調査という大変な作業は、医学としても医療としても非常に価値が高い、ということを共有していくべきなのである。

　本書の第Ⅲ章には、医療安全・患者安全に熱心に取り組まれている医療機関の1つである京都大学医学部附属病院の医療事故調査の詳細が掲載されている。

●医療事故調査は医療の情報開示のゴール

　「医療情報の公開・開示を求める市民の会」という市民グループが、なぜ、医療事故調査制度の課題に取り組んでいるのか。それは、健全な医療事故調査の実現こそが、医療の情報開示を求める者たちにとってのゴールだからである。

　私が把握している、「カルテ開示」に関する最も古い新聞記事は、1984年9月29日付の朝日新聞の記事だ。「カルテ開示はなぜダメなのか」7段にわたるこの大きな記事の概要は以下の通りだ。

＊＊＊＊＊＊＊＊＊＊＊＊＊

『本畝淑子さんは、2歳8カ月の次女を亡くした。次女が発熱していくつも病院をまわり、渡された薬を飲み続けたが、6日後、激しい頭痛を訴えて脈が薄れ、仮死状態で総合病院にかつぎ込まれたが心音が途絶えた。死亡診断書には「ライ症候群」と書かれた。その後、「インフルエンザの子どもにサリチル酸系の解熱剤を使うな　米政府警告　ライ症候群の恐れ」という新聞記事が目にとまった。次女には解熱剤が出されていた。

　医師にカルテ開示を求めたが「カルテは患者に見せるものではない」と拒否された。本畝さんは、63家族で作る「ライ症候群親の会」の会長になったが、どの家族にとってもカルテ非開示の壁は厚かった。「何に使うんだ。警察を呼ぶぞ」「裁判するつもりなら、絶対に出さない」「親でも見せられない。弁護士を呼びなさい」等と言われ、カルテ開示を拒否された。確かに弁護士を通じて裁判所に証拠保全を申し立て、カルテを手に入れることができるが、風邪で医者にかかった直後に重度の脳性麻痺になった3歳の長男をかかえる北九州市の母親は「生活に追われ、弁護士に支払うお金がない」と語った。』

＊＊＊＊＊＊＊＊＊＊＊＊＊

　この記事には、当時記者会見した３人の写真が載っている。本畝さんの左右に写っているのは岡本隆吉さんと長尾クニ子さんだ。皆、子どもを医療事故で亡くした「遺族」であり、「救急医療を考える会」や「医療過誤原告の会」など医療を良くするための市民運動で中心的な役割を担ってきた人たちだ。彼らが「患者が求めたときにはカルテのコピーが取れる制度を」と厚生省や大阪府に陳情したことが記され、14年前の記事は終わっている。

　実は、「医療情報の公開・開示を求める市民の会」の結成には、この３人が大きく関わっている。

　医療情報の開示を求める理由としては、まず、インフォームド・コンセントが健全になされるために、患者がカルテ等の情報にアクセスできることが必要であることなどを思い浮かべる人が多いだろう。しかし、実際は、カルテ開示は、医療裁判を終えた遺族たちによって、求められてきたのである。

　それは、医療情報が開示されないために、事実を知るために仕方なく医療裁判を提起したこと、さらに、放っておくと、医療事故の原因分析がされず、再発防止につなぐこともされないから、仕方なく医療裁判を提起した、という体験に基づくものである。

　医療事故の被害者や遺族たちは、元に戻ることができない不可逆的な被害を受けてしまった者たちである。彼らにできることは、同じような事故を繰り返さないようにしてもらうことしかない。せめて、それがなされたら、その被害や、その命に意味を持たせることができる。だから、裁判に取り組んだのである。

　それを言い換えれば、健全に医療事故調査がなされていれば、裁判をする必要がなかった、ということである。つまり、医療の情報開示がなされないことが、医療事故調査がなされないことにつながっているのであり、医療事故調査がなされないことは、医療の情報開示がなされていないことによるのである。

　だから、医療事故は全て報告して、健全な医療事故調査につなげてほしい。

　それが、医療の情報開示を求めてきた者たちの願いであり、私が知る、患者のための医療を実践する医療者たちの願いも同じなのである。

　そのことは、本書の第Ⅳ章、第Ⅴ章を読んでいただければ実感していただけるだろうと思う。

Ⅰ　医療事故調査の現状と課題
（制度を使った被害者たちの思いと医療側の対応）

1. ドキュメント
「センター調査第1号案件」
～原因究明と再発防止を求め続けた
遺族のストーリー～

勝村久司

●制度開始1カ月後の事故

　高橋智子さんからの最初のメールが届いたのは、2016年7月10日の日曜日だった。

＊＊＊＊＊＊＊＊＊＊＊＊＊＊＊＊＊＊＊＊＊＊＊＊＊＊＊＊＊＊

はじめまして。

　私は昨年10月から始まった医療事故調査制度のセンター調査第1号となった患者の遺族で高橋智子と申します。

　以前から友人に勝村さんのことを教えていただいていましたが、なかなか存じ上げない方に連絡する勇気を出せないでおりました。

　今、素人の私が昨年12月からずっと四苦八苦しながら日本医療安全調査機構と病院とを行ったりきたりしながら頑張っていますが大きな壁ばかりで疲労困憊状態です。

　唐突ですが、一度、勝村さんにお話をおうかがいできないでしょうか。

　私は東京在住です。

宜しかったらお返事お願い致します。ご多忙でいらっしゃると思いますし、お返事がなくてももちろん大丈夫です。

＊＊＊＊＊＊＊＊＊＊＊＊＊＊＊＊＊＊＊＊＊＊＊＊＊＊＊＊＊＊＊

私は、話を聞くことは可能だが、関西在住であるために、東京に行く機会が限られている旨を返信すると、早速、次の土曜日の午後に京都まで来られるという返事があった。

私は、いつも「医療情報の公開・開示を求める市民の会」の世話人会にボランティアで集まってくれている人たちの内、その日に京都で行われる医事法に関する勉強会に参加される予定だった人たちに声をかけた。その結果、岸本達司弁護士と読売新聞の原昌平記者、立命館大学法科大学院の平野哲郎教授が同席してくれることになった。

当日、京都駅前のホテルのカフェに現れた高橋さんは、持参した多くの資料を広げながら、話を始めた。

亡くなった患者は、大阪で暮らす高橋さんの兄で、大阪府内の市民病院で事故に遭ったという。年齢は60代で、ステージⅠの胃がんに対する腹腔鏡下手術だ。

高橋さんの兄は、7月末に市の保健センターでがん検診を受けたことをきっかけに、市民病院に2015年の9月中旬に初診、9月末に胃カメラの検査を受けたという。検査の際には「胃潰瘍かも」と言われていたが、10月中旬の診察で「小さながんだが転移もなく手術できる」といわれ、11月4日に手術が決定。

11月2日に手術のための入院をしたが、翌日には、外出許可をもらい、片道30分以上かかる自宅を往復するなど、全く元気だったという。

高橋さんは、亡くなった兄の妻である義姉と、事故後に初めて会った際に、義姉から聞いた話を綿密にメモに書き込んでいた。その紙を見ながら話を続けた。

●手術から死亡までの経緯

11月4日の手術当日。

10時スタートの予定だったが、11時になると告げられたという。しかし、結局、

その後十分な説明がないまま時間が経ち、なぜか手術の開始は 13 時 30 分まで遅れた。

　そして、手術は 6 時間もかかったが、簡単な手術だと聞いていた夫婦は、もともと、どのくらい時間がかかるかの説明も受けていなかったという。

　病室に戻った兄は、意識が戻った後も「痛い」と言い、義姉に「帰らないでもう少しいてほしい」と言ったという。

　その後の入院中も、兄はずっと「お腹が痛い」と言い続けていたが、それでも家に早く帰れるようにと、点滴を持ちながら歩く練習を続けていた。11 月 14 日に退院予定と言われ、それまでに痛みは治るものと信じていたからだ。しかし、義姉によると、栄養補給が点滴から重湯に変わったころから、より苦しそうになっていき、歩くこともできなくなったという。

　しかし、11 月 11 日には、退院後の食事指導もあり、義姉は帰宅してお粥を作り冷凍して準備をしたりしていたが、この日の夜中から状態が急変し、兄は一睡もできないほどの激痛が朝まで続き、12 日の朝に義姉は、病院から「電話では内容を言うことはできないのですぐ来てくれ」と緊急呼び出しを受けたという。その際の兄と主治医の会話を義姉は記憶していた。

主治医：つないだところが、ほどけたかやぶれた。
兄：胃を十二指腸に直接繋げなかったのですか？
主治医：邪魔な面倒なものがごちゃごちゃある所やから小腸につなげた。でも、改めて開腹はしません。11 月 16 日に CT をとりましょう。

　義姉は主治医の話を聞いて、「改めて手術をしなくていいのならそんなに緊急でも大変なことでもなく、そのうちに回復していくものだろう」と思ったという。しかし、義姉は、痛がっている本人に対して、なぜ、CT が 5 日後なのか、何をどう判断し、どういう見立てで「開腹は必要ない」と言ったのか、とても大雑把な印象で少し不安もあった、と当時を振り返って、高橋さんに話をした。

　その後看護師から、「11 月 14 日には退院できなくなった。長期になるかも知れないから大部屋に変わりますか？」と聞かれた義姉は「それは結構です」と答え、「大部屋を勧めるということは、看護師らも重篤だとか緊迫した状態ではないと判断し

ている」と感じたという。

　それ以降も、手術前はあんなに元気だったのに歩くこともできず、血圧低下や、発熱、ひどい痛みが連日続き、酸素不足とも言われたという。

　ようやく検査日である 11 月 16 日の 12 時 30 分頃に義姉が病院に着いたら、兄は部屋におらず、にわかに周囲が騒がしくなって、兄が真っ青な顔で部屋に運ばれてきた。

　ハーッツ、ハーッツ、と大きく肩で息。すごく苦しがっている。エーッツ、エーッツと痰を出したいような感じで、義姉は、「こんな苦しそうにしているのに大丈夫なんですか？」と看護師に聞きながら、痰を出したそうにしている兄の口元にティッシュを持っていこうとしたら、オエッ、オエッ、と大量の血を吐いた。

　その後、「家族は外に出て！」と強い口調で言われ、義姉は長いあいだ外で待たされたという。その後、兄は部屋を移されたが、そこでも、義姉は、部屋に入れてもらうことができず、兄のそばに行かせてもらえないまま、外で待たされ続けた。

　しばらくして、今まで全く姿が見えなかった主治医が、手術着姿でどこからともなくやってきて、義姉は別室に呼ばれ、「もう心臓は止まっている。これ以上、心臓マッサージで押したら骨が折れるのでやめてもいいですか」と言われた。

　前後の説明も全くなく、ただ心臓が止まっていると言われただけで、14 時 27 分に死亡宣告されたという。義姉はお別れもさせてもらえず、対面した時には、すでに遺体だったという。

●病院との第 1 回目の交渉

　兄は、どうせ簡単な手術で、すぐに退院するだろうから、事前に、兄妹に連絡するほどではなく、お正月とかに会った際に、エピソードとして話そうとしていたそうである。そのため、高橋さんは、兄の事故後に、初めて手術の話を聞くことになったのだ。

　医療については全くの素人だという高橋さんは、長年、医療機関の管理部門で仕事をしている友人のA氏に相談して、病院に説明を求める席に同席してもらうことになった。

　12 月 5 日に、高橋さんと義姉とA氏は、病院に行き、主治医や外科部長らに説

明を求めた。そのときの音声録音の内容は全て、書き起こされて文書になっていた。

　それを読むと、Ａ氏が、非常に冷静に、その席のやり取りの進行役を務められて
いることが分かる。その結果、術式の説明が曖昧で、実際は腹腔鏡手術がされてい
るが、そのことやそのリスクの説明が患者や家族にきちんとされていなかったこと
が浮き彫りになっており、そもそもインフォームド・コンセントが、かなりいい加
減であったことが推測される。

　また、看病していた義姉が、特に手術後から亡くなるまでの間の病院側の対応に
対して、こんなことになってしまうならば、と大きな不満を持っていることも伝わっ
てくる。

　この２つは、筆者が医療事故調査委員を務め、2016年７月に報告書をまとめた
群馬大学医学部附属病院の腹腔鏡の一連の医療事故の問題と酷似している。

　さらに、この日の説明会の最後には、解剖等に関して下記のようなやりとりがあっ
た。

高橋：亡くなった後ですけど、主治医の先生はいたのかどうかあれですけど、死ん
　　　でからの開腹は、この病院ではできないと。

主治医：そうです。そういう施設がある所で、病理医という先生がいるところで。

高橋：そういうどこでやるとか以前に、「やるんですか、やらないんですか、早く
　　　決めてもらわないと」というふうな言われ方をしたと家族は言っていますけ
　　　れど。

主治医：それはしてないつもりです。

義姉：「どうしますか、どうしますか」って。

主治医：すごくショックやったんで、判断がなかなかつきかねるかなと思いまして。

高橋：やはり、常識的に死んだ人のおなかを開けたらかわいそうだと普通は思いま
　　　すね。私も両親のときに断りましたけど、そういう気持ちになりやすいとい
　　　うことはご存じだと思いますけど、あまりにも急な死亡なので、そういうこ
　　　とが必要ではないかという提案はあったんでしょうかね。

主治医：そうです。どちらかといったら、一般的には、こういう病院で急にはでき
　　　ないので、あまりそういう話はしないことも多いんですけど、今回、こうい
　　　う急変したというエピソードだったので、あえてお話しした。

義姉：先生も絶対知りたいと思うんですよね。

高橋：でも、「家族が断ったからやらなかった」という言い方を外科部長もおっしゃいましたけれど、説明不足ということはなかったですか。

主治医：すごく急変した状況で、奥さんが一番ショックで、ちゃんと伝わってないかもしれないんですけど。通常は、本当は話さないといけないんですけど、他の人には話してないような状況を、今回はわざわざ話させてもらっているという状況で理解していただきたいなと思うんですけど。普通、僕も、大学病院とか、大きなハイボリュームセンターといったたくさん手術をしている所では、新聞に載ることがあるので、皆さんに、普通に死んだ方でもお話しさせてもらっているんですけど、ここの市民病院は、そういう施設がないということもあって、お話しすることはほとんど逆にないんです。

A氏：そういう中でも特に勧めたというご認識だったということですね。

主治医：説明はさせてもらったということで。

義姉：日にちがかかるからどうのこうの、と、そういうふうに持っていかれたような気がします。

A氏：多分、ご遺体がすぐ帰ってこないから、ということですね。

主治医：だから、大学病院やったらすぐやって、その日には返していただけるんですけど、搬送することと、日数がかかってしまうことはある。

A氏：CT は撮らなかったんですかね、死後の。

主治医：撮ってないです。

A氏：それはなぜ撮らなかった？ 死因を後で、こうだったああだったと分からない状況になるよりは、僕は死亡後の CT は、そんなに患者さんが帰るのが遅くなるわけじゃないし、負荷もかかるわけではないし、CT は当然ありだと思うが？

外科部長：死後の CT は、ちょっと前から話題にはなってはいるんですが、一応撮ることは駄目なんですよ。

高橋：なぜですか。

外科部長：撮るほうが、今、逆にたたかれている面もあるので。

高橋：たたかれる？

A氏：どこでたたかれるんですか。それは健康保険の請求に入れちゃうからですよ

ね。病院としてはしっかり、そこのところは押さえておいたほうがいいので、健康保険に請求しなくても、撮っておいたほうがいいんじゃないですかね。

外科部長：それはそう思います。

A氏：たたかれるというのは、健康保険に請求すると、ということですよね。違いましたか？

外科部長：あと、人権の問題とか、いろいろあるんですよ。

高橋：こんなふうに、不明な点を家族に残すよりもいいんじゃないですか。

外科部長：やはり、病理解剖だと思うんですよ、一番いいのは。

A氏：ごめんなさい、解剖をやることは勧めるけれども、CT は人権の問題があるというのは、ちょっとよく分からないんですけれども。

外科部長：ご家族さんがどう納得されるかだと思うんですね。病理解剖は、家族さんが納得されて解剖するんです。CT は、どっちかというと僕らの意見だけで動いてしまうんで。

高橋：言えばいいじゃないですか。

外科部長：という話には、なってしまうと思います。

A氏：「CT もどうですか」というのは、勧められるわけにはいかないんですか。病院側の意見だけじゃなくて。

主治医：僕が説明したんであれなんですけど、CT の提案もするべきだったと思います。ただ、奥さんがショックやったのもあるんですけど、その提案がなかなかできなかったという状況なんです。

　医療事故調査制度が始まり、予期せぬ死亡があれば、死後の解剖や CT 撮影等の重要性が指摘されているが、このセンター調査第 1 号の事例が、まさにその典型だったのである。

　そして、この後に、以下のやりとりがあった。

A氏：それで、今回、10 月に「医療事故調査制度」が始まりましたよね。

主治医：なんですか？

A氏：医療事故調査制度です。

主治医：はい。

A氏：これは、僕は予期しなかった死で届け出の対象なんじゃないかと思うんですけれども、病院側はどう考えてらっしゃるんですか。一般的に、内視鏡をやったらどれだけ死んじゃうとか、そういう一般的な死亡の可能性を言っただけでは、それは免れないというような解釈も厚労省のほうで出ていますので。例えば、もともと患者に何か特殊な事情があって、この人はいちかばちかやれば死んじゃうこともあるよと。そういう話であれば、予期していた死の１つであるということになるかと思うんですけど、今回のようなケースは、僕は予期しなかった死だから、新制度の届け出の対象じゃないかと思うので、ぜひそれはしていただきたいなというふうに。それは事故調も作っていただいて、今回説明いただいたことが、仮に結論が一緒になるのか、ならないのかは別にして、今回の説明に透明性も出てくるもんですから、ご家族のほうもより納得しやすくなるということはあると思うので。制度からいくと、僕は対象じゃないかと思うんですけれども、病院のほうで検討して、ここで返事をもらえれば一番ありがたいんですけれども。

高橋：先生を責めているわけじゃなくて、急変してから亡くなるまであっという間でしたとおっしゃっていますし、この医療事故調査制度というのは、先生を責めるためにやっているわけではなく、こういうことはこれからも可能性はありますけれど、対策ができるかもしれないとか、そういうことも踏まえて、それは利用いただきたいと思います。

A氏：それはどなたにお願いすればいいんですか。

外科部長：いろいろ解釈があって、われわれの医療側の中でもいろいろ意見が、過去にも医療系の雑誌に書かれている制度だと思うんです。この制度自体が。手術に関わる合併症に関しては、届け出が必要ないんじゃないかというのが外科系での意見なんですけど。それは学会での意見なんですけど。実際、10月の１カ月間の届け出数は、思ったよりも少ないということも出ていまして。やはり関連性が、手術と予想される合併症からの関連する場合は届け出が要るのか要らないのかということ、結構、雑誌にもその辺りは特集が組まれていました。その中では、届け出しない方法も多いんだということが書かれていました。これは雑誌の意見ですけれども。

A氏：予想されていたより少ないというのは、本来、届け出るべきものが届けられ

てないということじゃないんですかね。

外科部長：そうですね。これをどう解釈するかでも、いろんな意見があるところだと思います。

A氏：でも、厚労省のほうの Q&A でも、死亡する可能性があるということのみ説明や記録がされていた場合、予期したことになるのでしょうかということについて明確に答えが出ていますので。なので、学会がどうおっしゃっているか分からないけれども、この法律については、厚労省の解釈に基づくのが当然じゃないかというふうに思いますので、そこはぜひお願いしたいなと思います。

外科部長：今、うちの医療事故防止委員会があるんで。今の話、伝えます。

A氏：また、どういうことになったのかは教えていただけたらなと思うんで、その連絡先を確認させてください。

　今回の制度の法律の趣旨から言えば、厚生労働省の見解通り、このケースは明らかに制度の対象であるはずだが、制度が始まった最初の１カ月の届け出件数が想定より大幅に少なかったこと、その背景に、医療系の雑誌の特集記事等で、届け出を抑制させる方向へ誘導するような言論が多数でていたことが、現場に大きな影響を与えていたことがうかがえる。

　そして、この日のやり取りは、以下のように終わっている。

高橋：お姉さん、大丈夫？

義姉：頭がガンガンしてきた……。

A氏：それでは、今日は、お時間を頂きまして……。

義姉：写真を持ってきたんですけど。手術前に一緒に撮った写真……。こんなに元気だったのに……。

高橋：本当に残念です……。

● 「事故報告を取り下げる」！？

　一週間後に病院の事務方から、「医療事故調査・支援センターに事故報告をする」

旨の電話連絡が入った。

　請求していたカルテ等の診療録のコピーは年末に届いた。電子カルテは当初、「変更履歴なし」のもの約 220 ページを受け取ったが、その後、変更履歴ありのもの約 560 ページを受け取った。

　一般に電子カルテのカルテ開示請求をすると、何も言わなければ、「変更履歴なし」のものが開示される。この方がコピー代などの発行手数料が安くなる、ということもあるからだろうが、この場合、内容の修正がされていても、その履歴が分からない。なので、カルテ開示請求をする場合、必ず、「変更履歴あり」のものを請求する必要がある。この場合、少しでも修正された箇所がある記載は、その記載の全体が、変更前と変更後の両方分印刷される仕様になっているために、ページ数はかなり増えるのである。

　高橋さんは、友人のＡ氏の協力を得ながら、改めて病院への質問事項を作成していた。

　そのような中、翌年 1 月 22 日の金曜日に思わぬ電話が病院の看護師長からかかってきた。

　「検討の結果，医療事故に該当しないと判断したため，事故報告を取り下げることになりました」。

　高橋さんは、いてもたってもいられなくなって、翌月曜日に、日本医療安全調査機構の所在地に向かい、アポイントもとらず、ドアを叩いた。たまたまいた関係者に事情を話したところ、「センター調査を依頼しますか」と聞かれ、依頼する旨を伝えると、依頼書の書き方や手続き方法を教えてもらうことができた。そして、そのビルの下の階にあった郵便局から書留で依頼書を発送したという。

　結局、機構には電話でセンター調査の依頼方法を教えてもらい、近くの郵便局から発送したことと同じことにはなるが、どうしてよいか分からない高橋さんは、無我夢中で、日本医療安全調査機構の場所を探し、かけつけてしまったのだ。

　現状の医療事故調査制度は、遺族がセンター調査を依頼することができるのは、病院が事故報告をしている場合だけだ。つまり、病院は、事故報告を取り下げることは決めたが、まだ、実際に取り下げる手続きをしていなかったことになる。

　遺族がセンター調査を依頼するケースは、一般には、医療機関がセンターに事故報告をした後に、まず、院内の事故調査がされて、その報告書がまとめられても、

その内容に遺族が納得できない場合が多いだろう。

　しかし、実は、「医療事故調査制度の流れ」の図にあるように、医療機関がセンターに事故報告さえすれば、病院も遺族も、その後はどの段階でも、依頼できるのである。しかし、それでも高橋さんは不安に駆られていた。

　そもそも、一度、事故報告されたものを病院側が一方的に取り下げることができるのだろうか。また、もしも、センター調査を依頼した後でも、病院側が取り下げると言った場合に、取り下げられてしまうことはないのだろうか。

　本来なら、一度、手順を踏んで報告され、受け付けられた事例は、やはり最後まで事故調査をすべきである。もし、何らかの理由で、途中で事故調査が不要になったならば、そのことを事故調査報告書に書けばよい。

　しかし、制度が始まったばかりで、前例がない。

　センター調査の第1号事例は、まさに、この制度が持つ課題を象徴する曖昧さの混乱の中からスタートしたのである。

●病院長は事故を予期していた！？

　1月30日に、病院で2回目の面談が行われた。高橋さんは、再度、友人のA氏に同席をしてもらったが、義姉は体調を崩し、参加できなかった。家族を事故で失った悲惨な状況の中で、さらにその事故に遭った病院に行くことが、いかに大きく自律神経を失調させるほどの精神的な負担であるかは、筆者も、家族を医療事故で亡くした経験からよく分かる。

　この日は、二人を、院長・事務長・看護部長・看護師長・外科部長・主治医の6名が取り囲むような形の威圧的な雰囲気の中で、いきなり、病院長が、事故報告を取り下げることについて話し始めた。

病院長：まず最初、僕のほうから報告させていただきたい。まず前回のときに、僕
　　　　　は立ち会っていなかったんですけれど、今回の不幸な経過に対して、ご家族
　　　　　の方、医療事故調査制度の方にご希望があったということで。一応その方向
　　　　　でお進みいただくという、一応その後院内で管理者会議っていいまして、病
　　　　　院長、それから副院長2名、それと看護部長、看護副部長、それから事務局

長と次長で管理者会議を数回開催させていただいて、今回のケースは医療事故調査制度に出すのが適切な症例かどうかということを検討させていただきました。併せて外科のほうでは、何回か症例検討ということでされた。病院としても普通にみんなで集まって、集められる人が集まって、どうだったんだということで、みんなで検討させていただきました。この方の経緯といいますと、多分それは経過に関しては後で外科医のほうから説明があると思いますけど、管理者として把握している話ということで。胃がんで手術されて、術後経過良好だって、食事も始まったんだけれど、どうも合併症としての縫合不全から伴う腹膜炎を最後は起こされているっていうふうで。ということでこのケース、合併症による死ということを考えますと、今回この医療事故調査制度に出すのには適切ではないというふうに考えて、こちらのほうは取り下げさせていただいております。

A氏：医療事故調査制度のほうに出さないということは、管理者の判断になると思われるのですけれど、それは予期された死だったということなんですか。

病院長：胃がん、それから胃がん後の縫合不全、縫合不全からの腹膜炎を起こしているというこの病状の経過ということで考えますと、可能性の1つとして予期はされたというふうに考えております。腹膜炎というのはやはり非常に重篤な合併症ですので。

A氏：いやいや、前回説明を受けたときには、膵液瘻による血管の損傷ではないかというような話を伺ってるのですけれど。それが腹膜炎なんですか。

病院長：はい。もともと経過の中で腹膜炎を起こされて、抗生剤を投与しているという経過は間違いないです。問題は出血がどうこうっていうことに関しては、僕自身は専門じゃないので、その辺は専門の外科医と相談していただかないといけないと思いますが。管理者としては今お話ししたように、不幸にして起こった合併症の成り行きとして。

高橋：成り行きってことは、熱があったとかおなかが痛いという段階から、もう死に向かっていたってことですか、結果としては。

病院長：結果としては、ではないですね。可能性の1つとしてですよね。

高橋：可能性の1つ？

病院長：はい。

高橋：そうすると死因はよく分からないってことですか。

病院長：はい？

高橋：死因はよく分からないってことですか。

病院長：すいません。この制度に出すかどうかっていうのは多分、死因がどうこうっていうことはないと思います。

高橋：予期された死だったと？

病院長：はい？

高橋：予期された死だったと？

病院長：合併症による死だというふうに考えております。

高橋：その辺は十分な説明が術前にされているということになるわけですか。

病院長：合併症として、このように説明していたか、僕、その場に立ち会っていないので、それはまた外科医のほうから聞いていただいたほうが良いかと思います。

高橋：でもそれは大事なことですよね。

病院長：はい？

高橋：十分な説明があったかどうかっていうのを、ご存じないというのに、それで、それをお決めになるには早計かと思うんですけれども。

病院長：そんなことないと思います。

高橋：どうしてですか。

病院長：はい？

高橋：どうしてですか。

病院長：今、お話ししたとおりです。

A氏：腹膜炎ということで間違いないというふうにおっしゃっていますけれど、初めてそういう言葉を聞きました。入院中もこないだの説明でもそのお話は出ませんでした。急に腹膜炎という病名が出てきたことにちょっと驚いておりますが。

病院長：その辺はもしよかったら、外科のほうから。

A氏：大体、前回にお伺いはしてるんですけれど。腹膜炎による死亡であるという単語は初めて聞きましたし、死亡診断書は、「胃がんで死んだ」って書いてあるだけの死亡診断書でしたよね。

　高橋さんの兄は転移のないステージ I のがんで、リンパにも届いておらず転移もなかったが、病院が作成した死亡診断書には、「死因：胃癌」「発病から死亡までの期間：３カ月」「死因の種類：病死または自然死」と記されていた。

病院長：すいません。腹膜炎で死んだとは申しあげません。腹膜炎を起こして死んだということだと思いますけど。

高橋：腹膜炎を起こして死んだのですか。

病院長：腹膜炎そのものではなく……。

Ａ氏：最後は何で死んだんですか。

病院長：……。説明しませんでしたか。

Ａ氏：腹膜炎は初めてですね。腹膜炎で死亡したんですか。

病院長：はい？

高橋：いや、腹膜炎で。

病院長：腹膜炎を起こして……。

高橋：起こして？

病院長：……。その後亡くなったということです。

高橋：何で死んじゃったんですかね。

病院長：その辺は、その……。、すいません、これは、死因は死亡解剖してないので、多分、死因は特定できないんじゃないんでしようか。

Ａ氏：よく分からないけど、よく分からない死に方をしちゃったけれど、それは予期されていたというわけですか。

病院長：このことそのものは……。

高橋：大丈夫なんですか。それで。

　病院長が「はいっ？」と言うときは、薄ら笑いを浮かべて相手をバカにしたような言い方のように、高橋さんは感じたという。
　しばらく押し問答が続いた後、外科部長が口を開いた。

高橋：.何のためにこの制度があるんですかね。

外科部長：だからこれはあくまでも、亡くなられたご遺族さんとわれわれをつなぐ
　　　　　　ものではないんですよ。この制度は、そうではなくて、将来の日本の医療を
　　　　　　どう変えるっていうようなための制度なんです。

高橋：兄のような死に方の人は、たまにはそういうことあるんだよねってことで終
　　　わっちゃうようなことで、将来の役にも立たない死亡だったということです
　　　か。

外科部長：術後の細かい出血があったことのお話がなかったかもしれませんけれど。

高橋：細かい出血があったというのは、だって先生方が、その段階で死なないと思っ
　　　ておられたから、そこで説明しなかったんですよね。

外科部長：当日の最後の出血っていうのは１時間、ほんとわずかな時間の話だった。

A氏：それは急激な１時間そこそこで起きたことで、どなたもそれはそうなると。

外科部長：出血が始まることは予期はできなかったと思います。

A氏：しかも１時間で死んじゃうとも思ってなかったとしたら、それは予期せぬ死
　　　亡で将来の医療に役立てることができる１例になる症例ですよね。

そしてまた、病院長が話し始めた。

病院長：救命を予期せぬと言ってしまうと全ての急変が予期せぬっていうことに
　　　なってしまうんです。それは別に今回のケースに限らず、例えば、肺炎で入
　　　院しておられる方が急に呼吸停止で亡くなられた、そういうケースがあるん
　　　ですけれども、それも急変ということであれば予期せぬということにはなる
　　　んですが。例えば、重篤な肺炎で入って急変で亡くなるというケースもある
　　　んですけれど、これもやはり死は、その時点で数時間後に死は予期していな
　　　いですけれど、それはまさしくこの医療事故調査制度の対象にはならないん
　　　ですね。

高橋：どういうのが対象になるんですか。

病院長：はい？

A氏：やった医療行為によって、死が予期されるっていう……。

病院長：例えば手術をして、全く死を予期できないような、例えば、盲腸みたいな
　　　安全な手術をしたのにもかかわらず翌日突然ぽっくり亡くなってしまうとか

ね、例えば。そういうのが、少なくとも100パーセント、対象にはなると思います。それから例えば、胃カメラをして、ポリープを取る手術をした、そのまま病室に帰ってきて病室で突然血を吐いて亡くなったっていうのは間違いなく対象になると思います。

高橋：今回は、兄は、誰も死なないと思っていたけれど、可能性が数パーセントでもあるからそれは予期したよねっていうことで対象にならないわけですよね。

病院長：だから、先ほど言ったとおり、病室に帰ってきてからの死っていうのと、この方のように行って術後経過して良い経過をとってるだろう、ところが途中で縫合不全を起こしてきてちょっと情勢が良くないなっていうことでいろんな処置をした。その末に最後は急変で亡くなったっていう経過とちょっと違うと思います。

高橋：どう違うんでしょう。

このようなやり取りが延々と続いたという。

高橋：もう、報告は下げたってことですか。

病院長：そうです。

高橋：私は、電話をいただいた方に、下げる前に面談してほしいってお願いしましたけれども。

病院長：下げましたですね。

ところが、まだ、下げる手続きができていない旨のそぶりが他の参加者からあった。

病院長：まだですか？　下げてください。

高橋：下げないでください。先生、自分のご家族が同じ目にあったら、そうですかで終わりますか。自分のご家族がそういう目にあったら、「下げたんですか、分かりました」で終われますか。

病院長：この件に関しては、もう何度も繰り返しになるんですけれど、下げさせていただくということで。これはもう。

高橋：取り下げをしないでくださいね、先生。

病院長：いや、します。この制度は管理者が決めるという制度になってますので、当該の医師が出す制度ではないんです。

高橋：一度お出しになったじゃないですか。

病院長：はい？

高橋：出して、「しまった」と思ったわけですか。

病院長：出したけれど、本当に出すのにいい症例かどうかを検討したんです。

高橋：何でその後から検討されたんですか。その前に出されたものを。

病院長：そのときに検討しましたけれど、出してからも引き続き検討を続けました。

高橋：何でですか。

病院長：したらいけないんですか。

高橋：一度決まったことを……。

病院長：検討することがいけないんですか。

　比較的誠実に対応しようとしている他のスタッフに比べて、高圧的な病院長の態度に、高橋さんの不信感は高まった。病院長がこのような姿勢で、このような判断を続けるなら、事故は繰り返されてしまうと感じたという。

● 「事故調査報告には該当しない」と書かれた報告書

　その後、結局、センター調査は受け付けられ、この件が「医療事故調査・支援センター」による「センター調査」の第１号となった。

　病院が、事故報告を取り下げることはできなかったのだ。

　病院は、仕方なくかもしれないが、院内調査を実施し、６月になって、高橋さんに、「院内調査の報告書が完成した」と連絡が入った。

　高橋さんは、７月８日に院内調査の結果の説明を受けるために、再度、病院に行ったが、報告書を読み上げられただけの説明だった。

　全11ページの報告書の表紙には、院内事故調査委員会の10名の委員の名簿が記載されていた。委員長は病院長、その他は、副院長２名、看護部長、看護部次長、外科部長、事務局長、事務局次長、事務局主幹、最後の１名だけ、他院の医師が参加しているが、この病院の系列大学に所属し、少し前までこの病院に勤務していた

外科医だった。院内調査において、少しでも、中立性や第三者性を確保しようしている感はなかった。

　内容は基本的に従来の病院側の主張を繰り返しているだけだった。そして、最終ページの「おわりに」の欄には、以下のように書かれていた。

＊＊＊＊＊＊＊＊＊＊＊＊＊＊＊＊＊＊＊＊＊＊＊＊＊＊＊＊＊＊

　本委員会は、当初患者遺族の意向に沿う形で医療事故報告を行ったが、検討を重ねた結果、本件は事故調査報告には該当しない、との結論に至った。

＊＊＊＊＊＊＊＊＊＊＊＊＊＊＊＊＊＊＊＊＊＊＊＊＊＊＊＊＊＊

　高橋さんが、筆者である私に最初にメールを送ってきたのは、その 2 日後だったことになる。

　7 月 16 日に、京都のホテルのカフェで高橋さんの話を聞いた私たちは、以下のように伝えた。

　「これから、センター調査が始まるだろう。いろいろと医療や医療界に対して不信感を持たれたかも知れないが、基本的に、センター調査に対しては期待をして、さらにたいへんだろうけれども、遺族として無理のない範囲で、センターとの事実経過の確認作業や論点整理などのやり取りの際には、できる限りの努力をすべきだ。日本の医療界も捨てたものじゃない、と高橋さんが思われるときが来ることを願って、私たちも、そのために協力できることには努力したい」。

　そして私は、帰り際に、持参していた『ぼくの「星の王子さま」へ ～医療裁判 10 年の記録～』という本を手渡した。

　「私も、医療事故で家族を失った遺族して、事故の原因分析と再発防止を願って活動してきました。そのためには、それまでに同じ思いで活動してきた遺族たちの経験やアドバイスがとても参考になったのです。だから、私も、これから医療事故の被害に遭った方やその遺族の人たちに読んでもらって参考になるものに、ということを何よりも大切にしてこの本を書きました。だから、お疲れかと思いますが、帰りの新幹線の中でも、読んでもらえたら」と話して渡した。

　その日の夜遅くに高橋さんからメールが届いていた。

＊＊＊＊＊＊＊＊＊＊＊＊＊＊＊＊＊＊＊＊＊＊＊＊＊＊＊＊＊＊

　本日はご面談頂きまして、ありがとうございました。

　お忙しい中、申し訳ありませんでした。

　おかげさまで、はじめて弁護士の先生らにお会いできて、いろいろとお話を聞かせていただくことができ、感謝の気持ちでいっぱいです。

　これからも教えていただくことばかりだと思いますが何卒宜しくお願い申し上げます。

　それから、ご本まで頂き、ありがとうございました。

　やはり、この本は涙無くしては読めませんでした。

　生きるって、人生の宿題をこなすこと、とは思っていましたが、つい、「なぜ自分ばかりがこんなに苦しい思いに？」と思ってしまっていました。

　自分ばかりではない、と改めて思う機会となりました。

　またお会いできるのを楽しみにしています。

　ご多忙の中、お身体ご自愛お願い致します。

　取り急ぎお礼申し上げます。

　　　　　　　＊＊＊＊＊＊＊＊＊＊＊＊＊＊＊＊＊＊＊＊＊＊＊＊＊＊＊

●センター調査の報告書の内容

　その後、センターとのやり取りが始まった。

　事実経過を整理する段階では、カルテ等の記載がきちんと反映されていない点や、重要な部分では、病院の主張と義姉の記憶と合わない部分も少なくなかった。それをもとに原因分析されるだけに、少しでも違和感のあるところには、高橋さんは、丁寧にカルテなども見ながら、過去の病院の説明会での音声録音の内容なども聞き直し、「カルテにはこういう記載があるが、説明の時にはこのような話があった」「カルテの記載と義姉の記憶がこの点において異なる」など、客観的に、事実に関する指摘を列挙し、センターに送った。

　それは、毎晩、睡眠時間を削りながら専門用語が書かれたカルテと向き合いながら、兄が死に至る過程を辿っていくという、とてもつらい作業だったという。そのために、相当な時間がかかったようで、センターと何度かキャッチボールをする中で、多忙な仕事をされている高橋さんは、センターが指示した締切を守ることができず、締切の延期をお願いするようなこともたびたび起こったという。そのために、

センター調査の受付番号は 1 番であったが、実際にセンター調査の報告書ができあがったのは、最初ではなかった。

そして、センター調査の報告書が送られてきた。院内調査の報告書から約 1 年半後の 2018 年 1 月 29 日だった。

30 ページ以上にわたるその報告書には、もちろん「本件は事故調査報告に該当しない」というようなことは書かれていない。本文以外にも、遺族にも分かりやすいように、解説等の参考資料の添付も豊富だ。「臨床経過」を遺族の記憶も交えながら時系列で詳しくまとめた後、「原因を明らかにするための調査の結果」の章では、まず、「死因の検証」という項目がある。死因は、「十二指腸断端穿孔部から膵液を含む十二指腸液の漏出が続き、腹膜炎を発症した結果、穿孔部近傍の血管が破綻して生じた、大量の出血と考えられる」という旨が記載されている。

続いて、「臨床経過に関する医学的検証」がそれぞれの臨床場面について非常に詳しく網羅的に記載されていて、それぞれ、医学的な評価がなされている。そして、「総括（まとめ）」の章もあり、とても分かりやすい。

その後の「再発防止策について」の章では、「当該医療機関に向けての提言」が 5 項目にわたり記載されている。

その内容は、手術やドレナージの手技の改善策以外にも、「十二指腸断端の縫合不全は致命的経過を辿り得るということを、消化器外科医および看護師を含めたチーム全員が共通認識として持つ必要がある」「ドレナージ効果が不十分であると判明した時点で、開腹して十二指腸断端近傍への確実なドレナージを検討することが望ましい。また、治療方針はチームで検討し、決定することが望ましい」などの指摘の他、急変時の対応、インフォームド・コンセントの在り方などについても言及されている。

さらにその後には、「その他の事項」という章があり、そこでは、下記の 4 つの主旨の内容が、医療機関に対して追加提言されている。

「本事例は遺族が希望しなかったため、病理解剖を実施しなかったとされているが、予期しない死亡の場合は、『今解剖をしなければ、死因が分からない』と、その必要性をより具体的に説明し、解剖を勧めることが望まれる」。

「院内調査委員会では、当該医療者の所属する医局に関連する医師が外部委員として 1 名が参加していた。信頼性や透明性を担保するために、今後、院内調査の外

部委員の選出方法の検討が望まれる」。

「中心静脈カテーテル挿入は、数パーセントの確率で重大な合併症が避け難い侵襲的手技であるため、事前にインフォームド・コンセントをした方が良かったと考えられる。しかし、当該医療機関では、本事例当時、中心静脈カテーテル挿入の際の説明同意文書はなく、中心静脈カテーテル挿入時の説明に関する正式なルールは定まっていなかったため、口頭のみで説明が行われた。中心静脈カテーテル挿入のような侵襲的な処置を行う場合は、そのリスクも含め、文書を用いて説明し、同意書を取得することが必要であった」。

「本事例では、十二指腸断端のステープラ形成不全がないことや補強が適切に行われているのかの確認は直視で行っていた。これらの確認は重要であるため、補強操作後の画像を記録することも検討されたい」。

これらの記載によって、本件事故の直接的な再発防止策以外にも、病院全体の質の向上や原因分析、再発防止に対する姿勢への言及もなされているのだ。

何よりも、病院側に思いをきちんと伝えるために、医療者の気持ちにも共感する形をとりながら、そして、きちんとできているところは、きちんとできていると評価しながら、ベストではなかったと考えられる点を的確に指摘し、今後のために再検討してほしいことを、謙虚に、かつ丁寧に説明する、いかにも紳士的な文面が続いている。

●終わりではなく始まりに過ぎない

しかし、この報告書は、遺族にとっては終わりではない。まだ、始まりに過ぎないのである。

この報告書の内容に沿って、医療機関が本当に、再発防止のために意識を改革し、改善策を講じる努力をしていくのかどうかだ。それが、なされなければ、この報告書には何の意味もない。

医療事故調査制度がなかった時代は、遺族にとっては裁判をする以外に、原因分析をしてもらう方法はなかった。それでも、裁判をすること、特に医療裁判をすることは、一般にハードルが高い。裁判をしても、カルテの改ざんや情報の隠ぺい、医療界の庇い合いなどもあり、なかなか事実が明らかにならないことも多い。筆者

である私の裁判は、事故から10年経って、ようやく高裁で逆転勝訴して確定したが、やはり、それは終わりではなく、始まりに過ぎなかった。

　裁判に勝訴しただけでは、医療機関は、何ら再発防止策を講じず、今まで通りの医療を続けていくだけなのである。裁判の勝訴を受けて、再発防止のための要望書をもって行っても、「裁判は終わったのに、いつまでもしつこい」と門前払いされるところから、遺族が事故で亡くなった家族から課せられた宿題が始まるのである。

　健全な裁判の判決文や、事故報告書が出された場合でも、その内容に沿った、再発防止の取り組みの実施を要望し、本当にそれが実施されているかを確認するという大変な作業を担ってきたのは、常に事故の被害者や遺族だったのである。私の家族の事故の場合もそうだったし、私が医療事故調査委員を務め、2016年7月に報告書が出た群馬大学医学部附属病院の医療事故の場合でもそうだ。

　今回の事例でも、高橋さんは、この報告書をもとに、「医療情報の公開・開示を求める市民の会」の世話人会に参加してくれている加藤高志弁護士の協力を得ながら、病院に対して、センター調査の報告書に書かれた提言をどのように受け止めているのか、この報告書をどのように生かそうとしているのか、などを問う質問書を送付している。病院からは、2021年10月までに2度、回答の書面が送られてきており、そこには、当時は、患者への説明や、スタッフ間の患者についての情報共有において、不十分な点があったことを認め、遺憾に思うとの記載もなされていたり、現在は本件のような症例について院内事故調査を行っているとの回答もあったという。しかし、それ以外の回答は芳しくなく、質問と回答のやり取りを粘り強く続けざるを得ない状況だという。

　厚生労働省に医療安全推進室という部署ができたのは、2004年の春である。

　私は、翌年の春に、医療安全推進室が設置した「医療安全対策検討ワーキンググループ」の委員に選ばれたが、当時の室長は、「勝村さんが書かれた『ぼくの「星の王子様」へ～医療裁判10年の記録～』の本を読み、勝村さんに委員になってほしいと思った。この本は、医療安全推進室のスタッフ全員にも読んでもらっている」と話してくれた。

　この本には、裁判で医療事故の原因究明をしていくことの大変さだけではなく、裁判が終わってから、病院に再発防止を求めていくことが、いかに大変なことだっ

たかも書いていた。実際に、しばらくの間は、医療安全推進室に人事異動で新たな
スタッフが来るたびに、その人たちが、この本の感想を自らの経験談も交えて送っ
てくれることが続き、本当に、患者や遺族の思いも理解したうえで医療行政に取り
組む、素晴らしい官僚も、厚生労働省には多くいるんだな、と感じていた。

　それから 15 年以上が過ぎた今、医療事故調査制度を、より良いものにしていく
ための仕事をしている現在の厚生労働省の医療安全推進室のスタッフには、ぜひ、
この高橋さんの経験と思いを知ってほしいと思う。

　また、医療事故調査制度ができた以降も、遺族には、これだけの理不尽で過酷な
無理が強いられている現状を知ってもらうともに、それでも、センター調査では、
一定、きちんとした報告書が出される時代になっていることを受けて、この制度を、
それぞれの立場から、より良いものにしていくために、尽力される際の参考にして
いただきたいと思う。

　同時に、医療関係者の方には、この病院の対応を、他山の石にしていただきたい
と願う。

2. 医療事故被害者の求める 医療事故調査制度とは？

金坂 康子（医療事故被害者・遺族）

医療事故の被害者・遺族としての立場から、本制度の課題について述べたい。

　私のケースでは、遺族から病院に対し事故調査の実施を要望したが、病院は制度の対象外と判断し、事故調査は行われなかった。死亡したのは当時 21 歳だった娘で、2018 年に大阪市内の民間病院で医療事故に遭い脳死状態となり、一年の壮絶な闘病生活の末、2019 年に死亡した。

2週間で退院できるはずだったのに……

　2018 年9月 19 日に、突然の激しい頭痛を訴えた娘は、淀川キリスト教病院の脳神経外科を救急で受診し、主治医より脳動静脈奇形（AVM）の破裂による少量の脳出血を起こしていると診断され、そのまま入院となった。幸運にも出血は少量であり、すぐに止血となり、脳出血や頭痛は数日で自然と完治した。しかし、主治医より「一度破裂した AVM は再破裂する可能性があるので、再出血を予防する手術を受ける必要がある」と説明を受けたため、被告病院で脳血管塞栓術と開頭 AVM 摘出術の併用治療を受けることとなった。

　塞栓術の危険性・合併症に関する説明は、塞栓術前日に、同意書の書面を読み上げるだけのもので、その場で直ぐに同意書に署名を求められた。「簡単な手術で済みます。手術して2週間で退院できます」と説明されていたため、私は同手術の危

険性に関して、全く理解をしていなかった。

　手術前日には、娘の恋人が見舞いに来てくれ、「無事で良かった」、「退院祝いは何がいい？」などと話しながら、普段は大人しい娘も、この日ばかりは嬉しそうにはしゃいでいた。娘自身が一番不安であろうに、そのような素振りは一切見せず、心配する彼を気遣い「私は大丈夫。心配しないでね」と笑いかけていた。とても穏やかで幸せな時間は、これが最後となった。

　同月 26 日に全身麻酔の下、脳血管塞栓術が施行された。手術後の夕方、主治医より「手術は無事成功しました」と報告を受け、ひとまず私は安堵していた。娘は、鎮静状態を継続しながら ICU で管理され、翌日の摘出手術を控えた。

　ところが、翌 27 日の朝には、娘は強度の脳浮腫の状態に陥っていた。緊急に開頭手術が実施されるも、脳浮腫がかなり進行しており、開頭すると勢いよく脳が飛び出てきたという。頭蓋骨を一部切除する外減圧術だけでは足りず、一部の脳を切除する内減圧術も施行せざるを得ない状態であった。術後の娘は生気がなく、頭蓋骨撤去部からは脳が突出していた。予想もしなかった事態に、主治医も「朝方に突然急変した。想定外の事態であり、原因は分からない」との説明のみ。そして 1 カ月後には、脳死状態と診断された。想像もしていなかった現実に、私はショックを通り越して、ただただ茫然自失の状態だった。主治医は「このようなケースは初めてで、原因は分からない」と繰り返すばかりで、私の方も、手術前に受けていた説明と、現状とがあまりにもかけ離れていたので、目の前の現実を受け止めることすらできなかった。

病院による事故隠しの対応

　前日まで元気だった娘の身に何が起こったのか、せめて納得を得たいとの一心で、セカンドオピニオンの受診や、カルテ開示などを行い独自に調べてゆくと、塞栓術終了後の 9 月 27 日午前 2 時に脳病変を示唆する瞳孔不同が出現したため緊急で脳 CT 撮影を実施していたこと、さらにこの時の画像で出血が確認されたことが発覚した。

　それまで、朝方に患者が突然急変したと説明されていた私は、病院側から全く聞かされることのなかったこれ等の事実に愕然とし、夜間に異変があった事実を隠す

病院の対応に深い不信感を抱いた。そこで、問題のあった夜間にICUで娘を管理し、緊急CTの読影を行った唯一の医師である当時のICU夜直医から、当時の状況について直接話を聞きたい旨を病院側に繰り返し申し入れた。しかし、病院側からは「当院のシステム上」「若い医師（同夜直医）は何を言うか分からないから」「体調不良」等々の不可解な理由で拒否され続け、20歳の患者が脳死状態となったというのに、（病院から正式な説明もないばかりか）当時の医師からの説明すら受けられない対応に、私は憤りを禁じ得なかった。

医療事故調査制度を知るも、死亡事例のみ対象

　夜間に異変があったのだという断片的な事実を拠り所に調べを進める中で、医療事故調査制度や、医療事故調査・支援センターの存在を知った。同制度に状況を打開する一縷の望みを見いだすも、死亡事例しか調査対象として認めていないと知り、重度障害の娘では事故調査の申請は不可能と断念した。しかし、他に相談できる機関もなく、真相究明のために自分はどうしたら良いのか、主治医や病院は娘のことをどのように考えているのかと悩み惑う中、同ICU夜直医との面談を再三申し入れたある日、「病院は裁判を見据えて弁護士に相談しており、主治医以外とは話をさせないように言われているので、面談は行えない」との真意を告げられ、裁判など思いもしていなかった私は、病院の不誠実さに大きなショックを受けた。

　自身の過失を暗に認めるような言動をしながら、これを隠ぺいしようとする病院の不誠実な対応は、提訴を決意する大きな引き金となった。まだ入院中である娘の身を案じる思いから、病院側と敵対するような行動に出ることへのとまどいはあったが、このままでは娘の被害が闇に葬られてしまう……。病院や主治医は今や自己保身に走っており、納得のいく説明や話し合いは到底できそうにもない状況の中で、なぜ娘は脳死となったのか、その真相を明らかにするためには、民事提訴以外に為す術はなかった。こうして、医療事故から約10カ月後の2019年7月に当該病院と脳神経外科部長の主治医を相手に提訴した。

図表 1

令和 2 年 7 月 8 日

淀川キリスト教病院
院長　　　　　殿

金坂　康子
■■■■■■■■■■■■■
医療情報の公開・開示を求める市民の会
■■■■■■■■

院内医療事故調査に関する要望書

　本年 2 月 10 日付で、医療事故調査制度（医療法第 6 条の 10 以下）に基づき、昨年貴病院にて死亡した長女、金坂真希の院内医療事故調査（以下、院内調査という）の実施を要望する旨の文書を貴病院に送付致しましたが、何のご回答もいただけないまま約 5 か月が経過しましたので、再度院内調査の実施、及び調査結果の説明を求めます。

　娘の主治医である脳神経外科■■医師のご説明の通り、金坂真希は、平成 30 年 9 月 26 日に貴病院にて実施された脳血管塞栓術後、強度の脳腫脹からの重度低酸素脳症及び脳死状態に至り、その結果敗血症で死亡しました。

　医療法第 6 条の 10 第 1 項には、医療事故とは「当該病院等に勤務する医療従事者が提供した医療に起因し、又は起因すると疑われる死亡又は死産であつて、当該管理者が当該死亡又は死産を予期しなかつたものとして厚生労働省令で定めるもの」で、医療事故が発生した場合、病院の管理者は、厚生労働省令で定めるところにより、遅滞なく当該医療事故の日時、場所及び状況その他厚生労働省令で定める事項を同法第 6 条の 15 第 1 項の医療事故調査・支援センター（以下、センターという）に報告しなければならないと定められています。

また同法第 6 条の 11 第 1 項には「病院等の管理者は、医療事故が発生した場合には、厚生労働省令で定めるところにより、速やかにその原因を明らかにするために必要な調査(以下この章において「医療事故調査」という。)を行わなければならない。」とあり、第 5 項では、院内調査終了後に遺族に対し、この調査結果を説明する義務が規定されています。

　患者個別カルテ情報の「診療経過記録」にも記載がある様に、娘の入院中に■■医師は、昏睡状態の原因に関し、「治療を行ったことが影響していることは間違いない」（2018 年 10 月 3 日）、「想定外の脳浮腫が起きた為このような状態になっている」（2018 年 10 月 10 日）、「原因は不明である」（2018 年 9 月 28 日，11 月 9 日等）などと説明していることから、当該医療行為に起因した予期せぬ死亡であることは疑いがなく、医療法上の「医療事故」に該当していることから、貴院にはセンターへの医療事故発生の報告、及び原因究明を目的とした院内調査をすべき医療法上の義務が有ると思われます。

よって、未だ調査ばかりか調査を実施するかどうかの判断すらも為されていないのであれば、早急な対応が為されるべきです。

　尚、昨年 11 月 11 日、貴院の総務課長■■■氏との電話にて「当院は医療事故調査も含め全て代理人の弁護士に委任しており、現在訴訟中の為、訴訟代理人を通さなくては調査を行っているかも含めて何もお答えは出来ない。」とのことでしたが、医療事故調査制度とは医療事故の再発防止が目的であって責任追及を目的としたものではなく、訴訟とは独立した制度である（添付資料）ことから、病院の管理者が判断すべきものであって、訴訟代理人が関与すべき事案ではありません。

遺族との訴訟が行われていることを理由に上記の法的義務が消失したことにはならず、医療機関としての法的義務を果たさない合理的理由にはなりません。

　また、平成 28 年 6 月 24 日に発出された厚生労働省医政局総務課長の通知「医療法施行規則の一部を改正する省令の施行に伴う留意事項等について」第三 3 にて「遺族等から法（医療法を指す）第 6 条の 10 第 1 項に規定される医療事故が発生したのではないかという申出があった場合であって、医療事故には該当しないと判断した場合には、遺族等に対してその理由をわかりやすく説明すること。」とされていることから、貴院が院内調査を実施しない判断をされた場合には、その理由について遺族に詳細かつ明確な説明をされるべきです。

　上記の理由により、以下の事項を要望致します。

記

1．貴院が長女真希の医療事故に対し、医療事故調査・支援センターへの報告や、院内調査等の対応を何も行っていない場合、医療法に基づき、早急にセンターへ本件を医療事故として届け出た上で、院内調査及び遺族への調査結果の報告を行って下さい。

2．1 の事項を実施しないと判断された場合、その合理的な判断理由をご回答下さい。

3．1、2 に関して、令和 2 年 7 月 31 日までに文書にてご回答下さい。

以上

死亡退院後、院内調査を要望

　娘は脳死状態に伴う免疫低下が進み、医療事故から約 1 年後の 2019 年 10 月 14 日に敗血症により死亡した。私は退院時に、真相究明のため、患者の死亡に伴い院内医療事故調査を実施するよう病院に要望した。

　しかし、後日「当院は医療事故調査も含めて全て訴訟代理人の弁護士に委任して

いる。現在は訴訟中のため、弁護士を通さなくては調査を行っているのかも含めて何も教えられない」と一方的に撥ね付けられた。しかしながら、医療事故調査制度とは、医療事故の再発防止が目的であって、責任追及を目的とした訴訟とは独立した制度である。

　また、本制度によって医療機関に課された調査義務は、医療法に依る公的義務であるから、民事訴訟代理人が関与すべき事案ではない筈である。私は納得できず、2020年7月、病院長に要望書（**図表1**）を提出した。具体的には、主治医が診療録に記載した「（昏睡状態の原因について）治療を行ったことが影響している」、「想定外の脳浮腫が起きたためこのような状態になっている」、「原因は不明である」等の記録を根拠に、当該死亡は医療行為に起因した予期せぬ死亡であり、制度上の医療事故に該当するとして、センターへの医療事故発生の報告および院内調査を行うこと、また、これ等を行わない判断をする場合は、厚労省の通知に基づき、遺族にその判断理由を詳細に説明することを要望した。しかし、病院からの回答はなかった。

医療事故調査・支援センターの『相談内容等に関する伝達』

　明らかに、制度上の医療事故に該当しているにもかかわらず、病院は制度に則った対応を為さない。このような自己保身としか思われない病院の対応に納得できず、2020年9月に医療事故調査・支援センターに相談をした。センターなら、第三者機関としての立場から、病院に対して、何かできることがあるのではないかと考えたためである。そこで、「医療法施行規則の一部を改正する省令の施行に伴う留意事項等について（2016年6月24日、医政総発0624第1号）」に基づき、センターから病院の管理者に遺族からの相談内容を伝達する文書、『相談内容等に関する伝達（**図表2-1、2-2**）』（以下、伝達文書）を病院長に送付してもらうことになった。

　この際、センターから再三了解を求められたのが、①伝達文書とは、遺族が述べた内容を伝達するだけで、センターの見解を記したものではないこと、②伝達文書の送付後は、センターは本件に一切関与できないため、その後のことは病院側と遺族とで対応してもらうこと（つまりは、送りっぱなし）だった。

　また、遺族が伝達文書を閲覧することはできないとも告知された。しかし、遺族が文書内容を閲覧できないことに納得がいかず、遺族が閲覧できない理由や根拠を

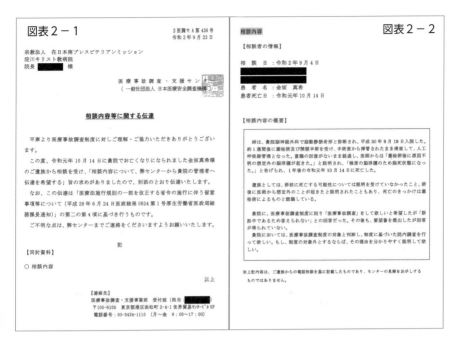

回答してほしいと伝えたところ、「センターとしての見解を回答することになるので、会議で検討する必要があり、回答には少し時間がほしい」と言われ、了承した。この数週間後、センターより「検討した結果、今後は『センター内で決済の通った伝達文書は、遺族が文書の内容を確認してから、病院に連絡し送付する手順』で対応することに変更された」と報告され、無事に文書は閲覧することができた。

　しかし、その後、病院から受けた回答は「センターからの文書は目を通したが、病院の対応を変えることはない」というもので、伝達文書を利用しても何の解決にも至らなかった。

毎日新聞に掲載された病院のコメントについて

　前述したように、一般に、最も患者の病態を理解している主治医が記載した診療録には、医療行為に起因した想定外の死亡であったことが明記されている。ところが、2021年1月25日の毎日新聞によると、病院は「医療を尽くしたが死亡を防げなかったケースで、死亡リスクも遺族に説明している。担当医の判断ではなく、

病院として総合的に判断し、制度の調査対象外と考えた」（**図表3**）と主張しているという（遺族に対する説明はない）。

　上記の病院の主張からは、医療者側にとって、制度における医療事故の判断要件である予期可能性とは、事前に（稀有な）死亡の可能性を患者側に告知していたかどうかが焦点となっており、事前に告知さえしていれば、即座に予期した事例だと判断する短絡した理論を展開していることが分かる。

　しかし、制度の目的が、他の医療機関で起きるかもしれない同様の事故を防止することであるならば、一般的な死亡の可能性やリスクを説明していれば全て予期で

図表3　　　　　　　　大阪朝刊 2021/01/25(月)

毎日新聞　【新聞定価1ヵ月4,037円(本体価格3,738円+消費税299円)】1部売り(消費税込み)朝刊150円　夕刊50円　〔第3種郵便物認可〕

医療事故「対象外」

娘の死なぜ答えぬ病院

大阪府内の総合病院で2018年、当時20歳だった女性が手術を受けた後に脳死状態となり、1年後に亡くなった。遺族は国の医療事故調査制度に基づく調査を病院に求めたが、病院側は調査する意思があるかどうかさえ遺族に回答しようとしない。制度開始から5年がたっても調査せずに終わる現状に、医療問題に取り組む市民団体からは「調査の門戸が閉ざされている」との声が上がる。（1面より）

（写真説明）脳手術後に脳死状態になりて亡くなった坂希さん＝2018年8月撮影（遺族提供）

女性は大阪府吹田市在住で大学生だった。遺族によると、18年9月に頭痛を訴え、総合病院での検査で脳の血管に病変が判明。出血も見つかり、カテーテルを使って血管を塞ぐ塞栓術。その翌月に開頭して病変を切除する手術も受けた。それぞれ入院から1週間後にカテーテルを受け、数時間後に左右の瞳の大きさが異なる症状が表れ、病変が脳死に...

遺族の調査要請 門前払い

（記事本文）

病院として総合的に判断し、制度の調査対象外と考えた、と主張しているという。

遺族は「調査されなければ再発し得る」「なぜ死に至ったのか原因を知りたい」と訴える。

制度の運用について、医療事故の被害者や弁護士でつくる「患者の視点で医療安全を考える連絡協議会」の世話人は「民事裁判と医療事故調査制度の対応についてはまったく別の制度で、裁判が係争中でも、病院は調査を進める責任がある」と指摘。病院が調査を進めないために遺族が真相を知ることができず、制度を根本的に見直す必要があると訴える。

【相野谷充二】

きたものと判断して調査を行わないのではなく、患者の個別具体的な臨床経過を踏まえた上で、今後防止し得るかどうかという観点から、予期できたか否かは判断されねばならない。いずれにせよ、当該病院のように、主治医の見解は一切加味せず、病院が総合的に判断したとの理由付けによって、調査を行わないことがまかり通っているのが現状であり、制度が「医療事故」の対象要件を規定すること自体、むしろ、病院が調査を実施しないための言い逃れに利用されていると言える。

遺族として制度への提言

　娘の事案をもとに、制度の問題点と対策案を2点述べたい。

　まず、調査の対象条件が死亡事例に限定されているために、重度障害例は申請ができない点である。医療機器の発達した現代において、被害の重度さから死亡事例のみを対象に限定し、重度障害を排する合理的理由はなく、訴訟によってしか真相究明を期待できない弊害を勘案すれば、少なくとも重度介護を要する障害が生じた事例は調査対象とされねばならない。

　次に、制度の入口に当たる「当該死亡が医療事故に該当するか否か」の判断が医療機関に全面的に委ねられており、遺族や他機関からは医療事故発生の報告、および事故調査の申請ができない点である。医療機関の管理者が医療事故と判断し、センターに報告した事案であれば、院内調査後には遺族も（もし院内調査結果に不服を持っても）センター調査を申請することができるが、医療機関が自ら事故発生の報告をしない限りは、その先の段階に進むことはできず、遺族は制度の入口にすら立つことができないのである。この判断をする全権限は医療機関に付与されており、第三者機関である支援センターも当該判断に勧告や関与することはできない。原因として、医療機関が自発的に調査に取り組むことを前提に制度が設立されたことにもある。しかし、医療機関が訴訟を恐れ、本制度への届け出をためらう傾向にあり、予想より報告件数が少ない実情を勘案すれば、医療機関の自発性にのみ委ねていれば、報告や調査が行われぬ傾向となるのは必然と思われる。故に、医療機関の判断にかかわらず、遺族や第三者機関の申請によっても調査ができるよう制度が改正される必要がある。

娘、真希について、医療事故被害者が求めているもの

　娘は人のことまで自分で背負い込んでしまうような、非常に心の優しい子だった。努力を惜しまない純粋で繊細な娘は、友人達からも愛されていた。来月に大学の文化祭を控え、「早く退院しないと、皆に迷惑かけちゃうな」と手術前日に話していた娘は、脳血管塞栓術後、あっけなく脳死状態となった。それからは悪夢のような日々が始まった。

　脳死のため血圧や免疫機能を保てず、毎日が生死をさまよう状態だった。ひどい脳浮腫のために、頭蓋骨撤去部からは脳が突出しており、開頭手術による痛々しい頭の傷口からは、溶けた脳や膿が流出していた。見る影もなく変わり果てた娘を見ていることしかできない、あの燃えたぎる悲しみと苦しみは、どのような言葉にも形容できない。しかし、そのような状態となりながらも奇跡的に生き続ける娘の姿に、私には娘が必死に生きようともがいているように思われた。何かを訴えようとするように……。

　もしも事故後、病院が娘の医療事故に対し真摯に対応をしてくれていたなら、自ら訴訟に発展させることはなかっただろう（ただでさえ、医療訴訟は経済的・精神的に多大な負担を強いられる）。訴訟を通じて、大半の原告が求めているのは、家族がなぜ重度障害や死に至ったかの真相究明と、同じ事故が起こらないための再発防止策の提言などであり、その目的は制度の利用を求める遺族と共通している。故に、訴訟への利用などを危惧して、調査を行わないよう制度の適応範囲を狭めることは、むしろ訴訟しか為す術のない遺族や患者家族を増やすことに繋がるだろう。

　事故調査の過程で、医師の過失と思しき行為が発覚する可能性があり、その報告書を訴訟に利用されるのを危惧する医療者側の声をよく耳にする。しかし、もしそのような行為があったのであれば、話し合いや示談、法廷などの下で、医療者と患者側の間で、当該事故に対し相応の対応が取られるのが然るべき社会通念ではないだろうか。患者側が報告書を訴訟に利用することがあったとしても、その調査結果が不当なものでない限り、調査報告による医療者の行為が司法の下で過失に当たるか否かを問われるにすぎない。制度の目的である医療安全の確保において最優先とされるべきは、医療者への過剰な保護よりも、死亡や重度障害を負った患者の被害を無駄にせず、教訓として活かすことではないだろうか。

　亡くした命を無駄にしないためにも、同じ事故を繰り返さないためにも、制度を根本的に改正することが喫緊に要されている。

追記・遺族のその後、遺族の願い

　今回の娘の事故や病院側の対応から、私は心の病に伏し、深い医療不信に陥った。娘が亡くなった時は、娘と伴に私自身も死んだように感じられた。現在も毎日のように、拭い切れぬ娘への罪責感、病院への強い憤りに苦しんでは、娘のいない現実を実感し、深い喪失感と希死念慮に苛まれる。加えて、今や日常と同化した医療裁判という闘いは、心身をひどく疲弊させる。前を向くことも、娘のもとへ逝くこともできず、事故の起こったあの日から、遺された私達の時間は止まったままだ。私は、時折娘の骨壺を抱きしめながら娘を守れなかった思いを懺悔し、涙と悲嘆に暮れる日々を過ごす中で、この想いを時間が癒してくれることはないのだと悟った。

　遺族として一番の願いを言えば、娘を返してほしいということである。しかし、どれ程願い乞うても娘は戻ってこない。ならば、せめて同じ事故を繰り返さないことによって、娘の死を無駄にしないでほしいというのが遺族としての切実な願いである。なぜなら、原因究明や再発防止が為されることによってしか、遺族は当該事故を納得し受け入れることはできない。真相究明に取り組み再発防止へ繋げていく、それが失われた命の代償であるように私には思われてならない。

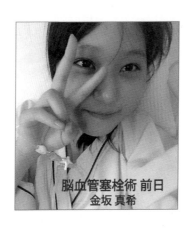

脳血管塞栓術 前日
金坂 真希

3. 医療現場において予期せぬ形で亡くなった患者・遺族の思い

加藤 高志（弁護士）

はじめに

　私は、日常の弁護士業務のなかで、医療過誤訴訟や医事紛争における患者側代理人を務めることが多い。そのなかで、医療現場において突然予期せぬ形で家族を失った遺族に接することも多いが、医療「過誤」の有無（結果的に過失が認められたかどうか）にかかわらず、医療事故調査制度に対する医療機関の姿勢に疑問を感じることが少なくない。

　それゆえ、本項においては、遺族の思いを私なりに理解したうえで紹介したいと思う。

「しない」「中身がない」「変わらない」

　医療現場において突然予期せぬ形で家族を失った遺族に対し、誠実に対応する医療機関が存することは否定しない。

　さらに言えば、突然襲った不幸に対して、遺族が冷静でいられる訳もなく、遺族に対する説明が困難となることも、ある意味、事実であろう。

　しかし、だからこそ、その際に医療機関がなすべきことは、なぜ愛する家族が亡

くなったのか、亡くならなければならなかったのかを遺族に対して丁寧に報告・説明することであり、医療事故調査はそのための重要な手段である（もちろん、医療機関が自身の病院での死亡事故を丁寧に検討することが、医療安全の向上を図るうえで極めて重要な方策であることは、当然の前提である）。

したがって、医療機関は、遺族が医療事故調査制度に基づく調査を求めるのは当然のことだと十分理解し、できる限り、その要求に応えるべきである。他方、医療事故調査をするまでもない、予期していた死亡である等と考えるのであれば、その点を丁寧に説明することも、また、医療機関に求められていることである。

ところが、私の経験した事例において、多くの遺族が、医療事故調査（制度）に対する医療機関の姿勢に失望し、怒りを生じさせている。医療機関は、医療事故調査を「しない」のであり、したとしても、調査報告は「中身のない」ものであり、さらに言えば、医療機関に都合の良い事実だけをピックアップして真実とは異なる事実経過をつくりあげ、自らの弁解に役立てるものだと遺族は感じている。そして、結局、医療機関は、なにも「変わらない」のだ、愛する家族が亡くなってしまい、生き返ることがないのは承知しているのだから、せめて、この事故を教訓として当該医療機関は医療安全に努めてほしい、家族の死を無駄にしないでほしいという遺族の気持ちが尊重されることはないのだ、という感覚に襲われるのである。

「しない」こと：医療事故調査の対象の判断

医療事故調査の対象事例は、「医療従事者が提供した医療に起因し、または起因すると疑われる死亡・死産で予期しなかったもの」である（医療法6条の10）。しかし、現在、医療機関がこの対象事例の範囲をいかようにでも判断できる危険性が存在している。

例えば、手術における合併症として事前説明されていた症状が発生したものの、その後、同合併症に対する一定の対応がなされ、症状が安定したと当該医療機関自身が判断したが（少なくとも、担当看護師がそう判断していたが）、症状が悪化して死亡した、という事例があった（**事例1**）。

※編集部注：本事例は、第Ⅰ章の1．のドキュメント「センター調査第1号」である。

■事例１　当該結果を予期していたとして、一度は調査を拒否されたが、
　　　　　センター調査に至った事例

　患者がステージⅠＡの胃がんと診断され、腹腔鏡下幽門側胃切除の手術を受けたが、経口摂取再開後、縫合不全と判断された。その結果、ドレナージが実施されたが、十分な効果は得られず、ドレナージの位置変更等の対応が求められる状況であった。しかし、病院はドレナージの位置変更は不要、経過観察によっても問題がないと判断した。また、その後、当該患者に貧血の進行が認められ、意識を消失し転倒することもあったが、そのイベントについても速やかに回復したと判断された。かような状況のなか患者は呼吸停止となり、死亡するに至った。

　本件については、院内事故調査の対象となる死亡事例であったかどうか自体が争われた。事故直後、遺族は本制度を知らなかったが、後日、たまたま医療関係者の友人と話す中で本制度を知り、制度について調べて当該病院に申し出たところ、病院幹部が集まって面会し、事故調査をすると明言した。しかし、その後ほどなく、病院長が「予期していた」と判断したので事故報告は取り下げることにする、と病院より連絡があった。遺族は納得できず、センターに連絡を取るなどして、当該病院に対する粘り強い交渉を重ねた結果、最終的には院内事故調査がなされたものの、報告書において「検討を重ねた結果、本件は事故調査報告には該当しないとの結論に至った」「術後偶発症とそれに伴う合併症により不幸な転機をたどった」と記載された。

　しかし、さらにその後なされたセンター調査（この調査が、本制度のセンター調査の第１号である）の結果には、院内事故調査の結果との間に多々「違い」がみられた。センターの報告書では各所において「～をすることが望まれた」との記載があり、本件の具体的な経過を踏まえれば、「望まれる」判断や対応がなされないまま当該患者が死亡したと言える。

　当該医療機関は、これは予期していた死亡であったとして、当初、院内事故調査を行うことに強く抵抗した。遺族がセンターにも問い合わせを行い、当該医療機関に対しても粘り強く交渉したこともあって、最終的には院内事故調査が開始され

た。しかし、院内事故調査の結果は、およそ何ら問題がないと判断するものであった。しかも、わざわざ事故調査報告書の最後に「この事案は本来事故調査を必要とするものではなかった」旨の断り書きまで記載していたし、交渉の途中では、院長が、ミスがなければ医療事故調査は行わなくても良いのだ等と、誤解に基づく発言も行っていた（録音されていて、争いはない）。

しかし、当該疾患や当該手術による死亡の一般的な割合を告げておけば「予期していた」死亡であり、医療事故調査を行わなくても良い、という訳では決してない。

一般的な死亡の可能性についての説明や記録ではなく、当該患者個人の臨床経過等を踏まえ、その時点、時点で予期していたか否かが具体的に判断されねばならないことは言うまでもない。それこそが、医療機関に課せられた「なぜ、愛する家族が亡くなったのか、亡くならなければならなかったのかを、丁寧に報告・説明すること」に他ならない。私の依頼者は、そのことを医療機関に求めただけなのに、再三調査を拒否され（先に述べたように、医療事故調査制度の誤解に基づく発言もなされ）、その都度傷つきながら、センター等にも働きかけ粘り強く交渉をして、ようやく調査の実現にこぎつけたのであるが、そのようなことが誰にでもできるわけではない。

また、入院中にベッドから転落（しかも、続けて2度転落）したが、医療に起因したものではないとして当該医療機関が調査を行わないという事例もあった（**事例2**）。

> **■事例2　医療に起因していないとして調査が行われなかった事例**
> 　糖尿病と診断された患者が指導入院した翌日ベッドから転落した（この時点ではベッドに柵は一切設置されていなかった）。しかし、病院は転落事故後改めて当該患者の転落危険評価をせず、2点柵の設置しか対応をしなかった。その2日後、患者は再度ベッドから転落し（病院側は転落態様自体を争っている）、転落後意識不明の状態に陥り、その後のCT検査から重篤な脳挫傷と診断され、回復することなく、死亡した。病院は、本件は医療事故調査の対象となるケースではないとして事故調査を実施しない、ただし、別途院内で検討した結果、病院に過失はなかったと判断した、その検討内容は明らかにしないと回答していた。

　なお、本件は、2021年4月現在、訴訟係属中であるが、訴訟において、裁判所からの指導もあり、上記調査結果が開示されたが、そこに記載された事実経緯は、遺族が認識しているものとは異なるし、当然ながら、遺族からの聴き取りをせずになされたもので、病院にとって不利ではない事実をピックアップして作成されたものである。しかも、その調査結果の内容（認定した事実）さえ、裁判の主張においては変更している。

　しかし、医療起因性は、提供した医療に関連のないことが明らかなもの、具体的には施設の火災や院内で起きた殺人事件などが除外されるに過ぎないと考えるべきである。特に、ベッドからの転落事故などは、ベッドの構造上の改善が必要な可能性も含め、病院において常に課題とされているものであり、かつ、入院時には、転落リスクが、当該患者に投与される医薬品の内容や疾病の内容、治療行為の内容、従前の生活環境等を踏まえ医学的に判断されるのであって、これを事故調査の対象から外すべきではない。この点、2019年6月にセンターが「入院中に発生した転倒・転落による頭部外傷に係る死亡事例の分析」を公表しているところであり、ベッドからの転落事故が事故調査の対象である「医療事故」であるとして、多くの医療機関から報告のなされていることが理解できる。

　ところが、当該医療機関は、この事故は医療に起因したものではないとして、医療法上の事故調査は行わず、そう言いながら、「内部で別途調査検討した結果、病院に過失はないと判断している、その調査検討結果を開示することはできない」と述べていた。さらに、その後提起された損害賠償請求訴訟のなかで、当該病院は、1回目の転落後に再度転落リスク評価を行わなかったことについて何ら反省を示さず、カルテに全く記載がないにもかかわらず、「ベッドの位置を変えた」「ベッドの高さを変えた」等とさまざまな対応を行ったと主張し（しかも、カルテに記載がないからといって、実施していない等と主張することは不当だとの趣旨の主張を裁判で行い）、そのうえ、裁判所から促され、ようやく法廷に証拠として提出した上記内部調査の検討結果とも反する主張を行っている。

「中身がない」こと：

■医療事故調査の方法論の未確立、患者サイドへのヒアリングの欠如、
　責任回避の手段としての位置づけ

　また、せっかく事故調査を開始したとしても、報告書の内容が希薄であったり、さらには、責任回避のために作成されているとしか思えなかったりするものもあり、本来の目的から離れてしまっているものも多い。

（1）調査手法

　言うまでもなく、事故調査を行うにあたっては、前提となる事実を適切に認定することが極めて重要である。しかし、調査報告書のなかには、院内事故調査において、どのように事実を認定したのかが明確ではないものもあった。私の経験した産科事案（娩出した新生児が死亡した事案）では、当該医療行為の流れを患者側（母親）も認識できていたにもかかわらず、全く患者側には事実経過についての事情聴取を行わない、あるいは患者側の認識する事実と大きく異なっていても、医療機関側の主張する事実のみを前提にして事故調査を行うということがあった（**事例3**）。

> ■事例3　院内事故調査の開始時、調査時、調査終了時に種々の問題が
> 　　　　　認められた事例
>
> 　何度も吸引分娩がなされ、娩出後、赤ちゃんが死亡した。事故後、遺族から何度も交渉を求める中で、病院は「これまでの事故では、ほかの方は、説明をしたら皆、納得してくださったのですが、何度説明しても納得してもらえないなら、客観的な事故調査委員会をします」と述べた。ただし、医療事故調査制度に関する説明はなく、3つ折のリーフレットを渡されたのみであった。さらに、事実経過の大幅な間違いを何度指摘しても無視して事故調査がなされた。病院側が作成する院内事故調査報告書における事実経過は、被害者（母親）の記憶と大きく異なっていた。
>
> 　特に、実際は何度も繰り返された吸引分娩や、クリステル胎児圧出法の回数について母親の記憶よりも少なく記載されていることを再三指摘したが、

結局、病院側が主張する一方的な事実経過だけによって、事故調査は行われた。また、調査委員はほとんどが院内の人間であり、3名の外部委員も、病院と何らかの関係のある者ばかりであった。

　さらに、事故調査終了後、概要の書かれたものが送られてきたが、わずか2枚だった。納得できない旨を伝えたが、次に送られてきたのは5枚程度で、説明会を求めて、ようやく全14ページの報告書が手渡された。

　産科の場合、特に事実経緯や医療行為の内容を当事者がよく認識できるのであるが、さらに、医療事故が生じた後、死亡するまでの期間が長期であり、当該医療機関の者だけでなく、見舞いや介護のために近親者の付き添いが継続的になされていた場合にも、近親者しか把握できていない事実が存在し得る。また、事実関係に争いのある場合も当然存するところである。

　そうであるにもかかわらず、医療機関側が認識している事実、しかも、その中のうち医療機関にとって不利益にはならない事実だけをピックアップしたのでは、正確な事実経過を前提として調査を行うことはできない。特に、医療機関も認めるような不相当な医療行為があった場合、その後のカルテの記載には一定のバイアスが生じ得るのであって（当該不相当な行為によるダメージからは脱した、その行為、事実とは関係ない、もともとの疾病で死亡したと評価したい気持ちが働く）、医療機関外の者からのヒアリングも不可欠である。

　この点、私の経験した事例のなかに、患者に対して高カロリーの輸液を行い続けたが、当該患者が糖尿病であったにもかかわらず、その間血糖値を測定することもなく、その結果、当該患者が高血糖性昏睡を生じさせ、脳損傷の可能性もきたし、その後1カ月内に死亡したという事案があった。

　このケースで病院は、血糖値を測定していなかったことが問題であることは認めつつ、ミスはあったが、その後の治療が功を奏し、昏睡からは脱した、意識状態は回復した、脳損傷の可能性は低い、以後の症状の悪化はもともとの病気のせいだとして、事故調査報告書を作成するという事例があった。ただし、ずっと患者に付き添っていた遺族らは、当該患者の意識状態が従前の状態には戻らないと感じていたが、当該調査において、患者に対するヒアリングは実施されなかった。遺族からのヒアリングを実施せず、医療機関側からの調査だけで事実を認定し、その事実に基

づいて評価を行ったということで、報告書を見せられた遺族は、自分たちが把握している事実経過とあまりにも異なること、遺族が完全に置き去りにされていることに、さらに強いショックを受けている（**事例4**）。

■事例4　医療行為に問題のあったことを認めつつ（その後1カ月以内に死亡したものの）法律上の院内事故調査は行わず、しかし、病院独自で別途「院内事故調査」を行ったとして、一定範囲で医療側の問題点を認めたうえ、そのことと死亡との因果関係を否定することに精力を注ぐ報告書を作成したのではないかと評価できる事例

　患者が術後大量出血を生じさせたため、その後、患者に対して高カロリーの輸液を行い続けたが、当該患者が糖尿病であったにもかかわらず、その間血糖値を測定することがなく、その結果、当該患者が高血糖性昏睡を生じさせ、脳損傷の可能性もきたし、その後1カ月内に死亡したという事案である。

　しかし、病院は、血糖値を測定していなかったことが問題であることを認めつつ、死亡後、独自に（医療法上のものではない）院内事故調査を行い、脳損傷の有無をMRIで確認しなかったことの妥当性についても触れず、ミスはあったがその後の治療が功を奏し、昏睡からは脱した、意識状態は回復した、脳損傷の可能性は低い、以後の症状の悪化はもともとの病気のせいだとして、評価をまとめあげた。なお、ずっと患者に付き添っていた遺族らは、当該患者の意識状態が従前の状態には戻らないと感じていたが、当該調査において、患者に対するヒアリングは実施されなかった。

　報告書は、もっぱら、血糖値を測定しなかったことは問題だが、その結果生じた昏睡から患者は脱したので、それから1カ月内に亡くなったこととの間には直接的な関係はない（昏睡は直接の死因ではない）ということばかりに分量を割いたものになってしまっていた。それゆえ本来調査すべきであった他の論点についての調査検討がおろそかになったのではないかと考えられる報告書であった。

　なお、私の経験した事例の中には、その後、医療過誤訴訟が提起され、審理が進む中で、自ら作成した院内事故調査報告書で認定した事実が、争点との関係で不都

合と感じたのか、その認定事実自体を否定する医療機関もあった。一体何のために
事故調査を行ったのかと、医療機関の姿勢を疑いたくなるところである（**事例2、5**）。

（2）調査委員会の構成

　当該医療事故に関して、当該医療機関の代理人として対応している弁護士が、そ
の後、調査委員会の構成員として活動するという事例があった。医療機関に責任は
なかったと書面で回答した弁護士が、その後事故調査委員を務めることに対し、遺
族は「恣意的な、結論ありきの調査だ」と強い憤りを感じている（**事例5**）。

■事例5　院内事故調査委員会の公正さが疑われる事例

　深頸部縦隔感染症に罹患していた患者に対し、病院がエコー検査やCT検
査を行ったうえで、抗生物質を3日分処方して帰宅させたところ、その日の
晩に患者が死亡した。患者死亡後、遺族の依頼した弁護士が調査を行い、検
討結果（病院の対応に問題が存する旨の結論を得たこと）を前提に病院に通
知したところ、その後、院内事故調査委員会が立ち上げられた。

　しかし、遺族側代理人に対し当該医療機関の代理人として回答した弁護士
も調査委員となり、調査の結果当該医療機関には問題がなかったと判断した、
との結論を出した。なお、本件も、2021年4月現在、訴訟係属中であるが、
調査結果の内容（認定した事実）さえ、裁判の主張において変更している。

（3）再発防止策の記載

　また、再発防止策の項目が存在しない報告書があった（**事例1**）。ただし、この
事例について改めて調査を行ったセンターの報告書では、多くの箇所で「〜するこ
とが望まれる」との記載があった。

　この事例については、その後、私が代理人に就任し、当該医療機関に対して質問
を行い、当該医療機関が一定範囲でセンター報告書を尊重している旨の回答を得た
が、そうであるなら、なぜ、そのことを遺族に伝えなかったのか。そもそも院内事
故調査は何だったのかと、遺族は怒りを感じざるを得ないところである。

「変わらない」こと：

■**事故を教訓として当該医療機関は医療安全に努めてほしい、**
　家族の死を無駄にしないでほしいという遺族の気持ちが尊重されていないこと

　事案の中には、多々医療行為に問題があると思われても、その１つ１つが患者の死に決定的な影響を与えたとまでは言えないケースもある。医療行為としては明らかに問題だと評価できる事実が認められる場合でも、そのことが直接の死因とは判断できないケースもある。

　それらの事案では、仮に医療過誤訴訟を提起した場合、勝訴することは難しいかもしれない。しかし、医療機関側が、訴訟のことばかりに頭がいって、死亡に直接影響を与えたとは言いにくいが、しかし医療行為としては問題があると判断される問題点についてはほとんど評価をしない、再発防止策を検討しようともしないというのでは、医療安全の観点からは著しく問題である。

　あるいは、事故調査のなかで、死亡との因果関係があるかどうかということばかりに気がとられ、医療行為として問題のあるものについて、なぜ、そのようなことが生じたのかについて、ほとんど分析を行わないということも極めて不当である。このように、少なくない数の医療事故調査報告書が、後に訴訟を提起されても病院にとって不利益にならないよう、そのことばかりに気を使っているように思われてならない。

　私が接してきた遺族のなかには、愛する家族が、病院が事前に説明した形とは全く別の形で突然亡くなってしまった場合に、なぜ、突然亡くなってしまったのかについて、自ら一生懸命勉強し、当該病院が行った医療行為を１つ１つ丁寧に検討した方もいた。わずかな伝手を頼って専門家にも尋ね、自分なりの結論を得たとき、医療行為として問題のある部分がいくつか認められたが、助けられたかどうかは分からない、訴訟で言うところの「高度の蓋然性」があるとまでは断言できないと理解したとき、家族の死を、当該医療機関の、また、医療界全体の医療安全に役立ててほしいと願うに至っていたように思われる。遺族は、法的責任や賠償ばかりを考えている訳ではないのである。

　ところが、医療機関の中には、そのような遺族の思いが理解できないところもある。ただただ、事故を教訓として当該医療機関は医療安全に努めてほしい、家族の

死を無駄にしないでほしいと遺族は思い、代理人もその旨を伝えようとしている。その気持ちが理解され、何らかの合意ができることもまれではあるが存するものの、なかなかその遺族の気持ちが尊重されることはないようである。

Ⅱ　医療事故調査制度とは何か

1. 院内事故調査制度とセンター調査

木下 正一郎（弁護士）

はじめに

　医療事故調査制度は、医療法の改正により、2015年10月1日よりスタートした。医療機関が自主的に「医療事故」の調査・分析を行って、医療事故の再発を防止することを目的とする制度である。同制度については、医療法の「第3章 医療の安全の確保」に規定されており、医療安全を目的とする制度である。医療従事者個人の責任追及を目的とするものではない。

　医療事故調査制度の現状や問題点を理解し、対策を考える上で、どのような背景の下、どのような経緯をたどって同制度が創設されるに至ったかを理解することは重要である。そこで、まず、制度創設までの経緯及び制度スタート後の経過と状況を説明する。次に、医療事故調査制度の概要について説明し、続いて、同制度における医療事故調査・支援センターの業務とセンター調査について説明する。

　医療事故調査制度がどのような制度かを知りたい方は、「医療事故調査制度の概要」からお読みいただきたい。

　また、厚生労働省がホームページで「医療事故調査制度に関するQ&A」を公開している。そのほか、日本弁護士連合会が2016年6月に「医療事故調査制度　医療安全を実現するために弁護士としてできること」と題するQ&Aを公表している（https://www.nichibenren.or.jp/library/ja/publication/booklet/data/iryoujikotyousa_pam.pdf）。関心がある方はこれらも参照いただきたい。特に、医療事故調査に患者側代理人として、あるいは、医療事故調査の外部委員として関与する弁護士にとって、後者は必読である。

医療事故調査制度創設までの経緯

●重大医療事故の続発と第三者機関創設の要望

　医療事故調査制度創設に向けた動きは、医療安全の理念と医療従事者に対する刑事責任追及を避けたい医療界の思惑が交錯し、進んできた。

　1999年、看護師が誤って患者に消毒液を点滴し死亡させるという医療事故（都立広尾病院事件）が起きた。この事件では、医師が患者の死亡を警察に届け出なかったことが、医師法21条（異状死の届出義務）違反に問われた。同じ頃、医療事故による死亡事例に対し、医療従事者の刑事責任が追及されるということが続発した。

　こうした刑事責任追及の流れに対しては、医療界から強い反発の声が上がった。2001年4月には、日本外科学会等11の学会が、診療行為の合併症として予期される死亡は、医師法21条の「異状死」には当たらないという声明を発表した。

　2004年9月には、日本医学会加盟の主要19学会が、「医療の安全と信頼の向上のためには、予期しない患者死亡が発生した場合や、診療行為に関連して患者死亡が発生したすべての場合について、中立的専門機関に届出を行う制度を可及的速やかに確立すべきである」という共同声明を発表した。

●「モデル事業」の運用開始

　このような医療界の声を受け、2005年9月に、厚生労働省の補助事業として「診療行為に関連した死亡の調査分析モデル事業」（いわゆる「モデル事業」）の運用が開始された。同事業は、診療行為に関連した死亡について、死因究明及び再発防止を目的として、中立的な立場で解剖、分析、検証を行うものである。

　当時、このモデル事業の成果を踏まえて、医療事故の原因究明と再発防止を担う組織のあり方を検討することが想定されていた。

●医療事故調査制度創設に向けた動きと医療界からの反発

　2006年、福島県立大野病院事件に関する報道を契機として、医療事故に刑事司法が介入することに対する医療界からの批判がより一層強まる事態となった。同事件は、2004年12月に帝王切開を受けた妊婦が死亡した事件である。2006年2月に執刀医が逮捕され、後に起訴された。2008年に無罪判決が下され、確定した。

　上記のような事態を受け、2006年6月、衆参両院の厚生労働委員会により、第三者による調査・紛争解決の仕組み等の検討が必要であるとの決議がなされ、2007年4月より、厚生労働省で医療事故調査制度の創設に向けた議論が始まった。

　2008年6月には、法案の骨子である「医療安全調査委員会設置法案(仮称)大綱案」が公表された。同大綱案においては、悪質な事例については事故調査機関から警察へ通知すること、厚生労働省に事故調査機関を置くことなどが想定されていた。これに対し、医療界の一部から強い反発・懸念が示された。

　そのような動きを受け、2008年11月、患者の視点で医療安全を考える連絡協議会(患医連)、医療問題弁護団、患者の権利法をつくる会が「医療版事故調推進フォーラム」というゆるやかな集まりをつくり、医療事故調査機関の早期設立を求める署名活動、啓発活動を開始した。

　しかし、2009年に民主党への政権交代があり、大綱案は成案に至らなかった。

●医療法改正による医療事故調査制度創設

　民主党政権下で、医療事故に関する無過失補償制度が検討される中、「医療事故に係る調査の仕組み等のあり方に関する検討部会」において、医療事故への対応が検討された。同検討部会や後述する検討会において、患医連代表の永井裕之氏や、患者・家族と医療をつなぐNPO法人架け橋代表の豊田郁子氏は、患者・医療事故遺族の立場から、積極的な発言を行った。

　2013年5月、同検討部会が、医療事故調査制度の基本的な考え方を示した「医療事故に係る調査の仕組み等に関する基本的なあり方」を公表した。

　こうした一連の議論を踏まえ、2014年6月に、「地域における医療及び介護の総合的な確保を推進するための関係法律の整備等に関する法律」が成立した。同法において、医療法が一部改正され、医療事故調査制度が創設された(医療法第6条の10以下(以下、単に「法」という場合は、医療法を指す))。

●制度の理念を後退させる議論

　厚生労働省は、医療事故調査(院内調査)のガイドラインを作成するための検討会の設置を決め、2014年11月から「医療事故調査制度の施行に係る検討会」を開催した。

　ところが、同検討会では、これまで理念をもって実地で医療事故調査に取り組んできた人たちではなく、医療事故調査制度に批判的な委員が多数選任された。このような委員が、検討会において、医療者への法的責任追及を避けるために院内調査及び第三者機関による調査及び業務に制限を加えることを求め続けた。

　その結果、事故調査に真摯に取り組もうとする医療機関にとって有益な指針となるようなガイドラインは作成されなかった。

●施行に向けた動き

　「医療事故調査制度の施行に係る検討会」での議論を経て、2015 年 5 月、医療法施行規則が改正されるとともに、法改正の要点を示した通知（2015 年 5 月 8 日医政発 0508 第 1 号。以下、「2015 年通知」という）が発せられた。

　同年 8 月、厚生労働省は一般社団法人日本医療安全調査機構を、医療法上の「医療事故調査・支援センター」に指定した。

制度スタート後の経過と状況

●改正医療法の施行

　2015 年 10 月 1 日に、改正医療法が施行され、医療事故調査制度が開始された。しかし、医療事故の報告数は、想定を大きく下回る少ない件数で推移した。

●制度の見直し

　このため、2016 年 6 月に、医療事故調査制度の一部見直しが行われた。主な内容は以下のとおりである。

　①病院等の管理者は、事故報告を適切に行うため、死亡及び死産の確実な把握のための体制を確保する（医療法施行規則第 1 条の 10 の 2 第 4 項（以下、単に「規則」という場合は、医療法施行規則を指す））。

　②病院等の管理者は、遺族から医療事故が発生したのではないかという申し出があった場合であって、医療事故には該当しないと判断した場合には、遺族に対してその理由をわかりやすく説明する。

　③医療事故調査・支援センターは、遺族から相談があった場合、遺族からの求め

に応じて、相談の内容等を病院等の管理者に伝達する。

●依然として少ない報告件数

　見直しが行われたものの、医療事故の報告件数は依然として低調のままであった。制度開始前は、年間 1,300 ～ 2,000 件程度の報告があると試算されていたが、実際の報告件数は、1 年目 388 件、2 年目 363 件、3 年目 378 件、4 年目 371 件、5 年目 347 件にとどまった。

　また、制度スタートからの 5 年間で、一度も事故報告を行ったことがない病院が、500 ～ 899 床の大病院で約 30% ～ 50% に上り、900 床以上の大病院でも約 20%（10 施設）に上る。このように積極的な事故調査・報告が実施されていないことが問題視されている。

医療事故調査制度の概要

●制度の骨子

　医療事故調査制度は、「医療事故」（その定義は後述）が発生した場合に、医療機関が自ら事故原因を調査・分析し、再発防止策を講じることを目的とした制度である。

　医療機関又は遺族からの依頼がある場合は、第三者機関（医療事故調査・支援センター）による調査（「センター調査」）が行われる。

●医療事故調査の流れ

　法律で定められた医療事故調査の流れを、図で説明する。

①医療事故が発生したとき、すべての医療機関の管理者が、第三者機関である医療事故調査・支援センター（センター）に報告をする（法第 6 条の 10 第 1 項）。報告に当たっては、あらかじめ、遺族に対し、必要な事項を説明する（法 6 条の 10 第 2 項）。

②報告された医療事故につき、医療機関は院内での調査を行う（院内調査）（法第 6 条の 11 第 1 項）。調査にあたり、医学医術に関する学術団体などの「医療事故調査等支援団体」（図の「支援団体」）に必要な支援を求める（法第 6 条

の11第2項)。

③院内調査が終了したとき、医療機関の管理者は、その結果をセンターに報告し（法第6条の11第4項）、遺族に説明する（法第6条の11第5項）。

④センターは、医療機関の報告に基づき収集した情報を整理・分析する（法第6条の16第2号)。

⑤医療機関の管理者または当該事故の遺族は、センターに調査の依頼をすることができる（法第6条の17第1項)。

⑥センター調査の依頼を受け、センターが必要な調査を行う（法第6条の16第3号、第6条の17第1項)。

⑦センターは調査が終了したとき、その結果を医療機関の管理者と遺族に報告する（法第6条の16第3号、第6条の17第5項)。

● 「医療事故」とは

○医療法上の「医療事故」

医療法は、医療事故調査の対象となる「医療事故」を、「病院等に勤務する医療従事者が提供した医療に起因し、又は起因すると疑われる死亡又は死産であって、当該管理者が当該死亡又は死産を予期しなかつたものとして厚生労働省令で定めるもの」と定める（法第6条の10第1項）。

すなわち、「医療事故」というためには、①当該病院等に勤務する医療従事者が提供した医療に起因し、又は起因すると疑われる死亡又は死産であること（医療起因性）、②当該病院等の管理者が当該死亡又は死産を予期していなかったもの（非予期性）であることが必要である。

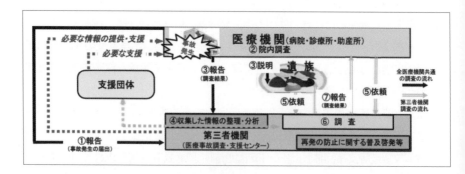

　なお、死亡・死産以外の健康被害（後遺障害等）は本制度における「医療事故」には該当しない。

○医療起因性

　2015年通知（巻末資料）に、「医療に起因する（疑いを含む）」死亡又は死産の考え方が示されている。

　ここでいう「医療」には、投薬、処置、手術等の治療行為だけでなく、診察、検査や経過観察も含まれる。それらに起因し、又は起因すると疑われる死亡等は制度の対象となる。

　一方、施設管理によるもの（火災等）や併発症（提供した医療に関連のない、偶発的に生じた疾患）、原病の進行、自殺等は「医療」に含まれず、これらによる死亡は「医療事故」には該当しない。

　なお、いわゆる不作為型（治療不実施型）の医療事故については、厚生労働省医政局総務課医療安全推進室は、2015年5月8日付「『医療法施行規則の一部を改正する省令案』に対する御意見募集の結果ついて」（原文のママ）において、「不作為による死亡を対象とすること。」との意見に対し、「医療法上、本制度では、『医療に起因し、又は起因すると疑われる死亡又は死産であって、当該管理者が当該死亡又は死産を予期しなかったもの』を医療事故としております。ご指摘の様な場合にも、この考え方に沿って、当該医療事故に関わった医療従事者等から十分事情を聴取した上で、医療機関の管理者が組織として判断することになります」との考えを示し、不作為による死亡事例だからといって医療事故から除外されないことを前提としている。

○非予期性

　病院等の管理者が予期しなかった死亡又は死産とは、以下のいずれにも該当しないと管理者が認めたものをいう（規則第1条の10の2第1項）。以下の①②③のいずれか1つを満たす場合には、医療に起因する死亡又は死産であっても、「医療事故」には該当しないことになる。

　①患者・家族に対する説明

　　担当医等が、医療行為が行われる前に、患者又は家族に対して当該死亡又は死産が予期されていると説明していたもの（第1号）。

②診療録等への記録

　担当医等が、医療行為が行われる前に、当該死亡又は死産が予期されることを診療録等の文書に記録していたもの（第2号）。

③事情聴取等による認定

　病院等の管理者が、担当医等からの事情聴取及び医療安全管理委員会（同委員会が開催されている場合に限る）からの意見の聴取を行った上で、医療行為が行われる前に担当医等が死亡又は死産を予期していたと認めたもの（第3号）。

　①患者・家族への説明、②診療録等への記録については、一般的な死亡の可能性についての説明や記録ではなく、当該患者個人の臨床経過等を踏まえて、当該死亡又は死産が起こりうることについての具体的な説明及び記録でなければならない。

　また、第3号の事情聴取等による認定は、単身で救急搬送され、記録や説明の猶予がなかった場合や、同じ検査・処置を繰り返したために説明や記録が省略された場合等の例外的事例を想定している。非予期性の認定は、あくまで患者・家族への説明や診療録等の記録によって行うことが原則とされるべきである。

○「医療事故」の判断者

　「医療事故」に該当するか否かは、病院等の管理者（病院長等）が判断する。管理者が「医療事故」に該当しないと判断した事例について、「医療事故」とは扱われない。そのため、現行制度上、患者が死亡した事例で遺族が院内調査を求めても、これに応じることは義務づけられておらず、センター調査を依頼したりすることもできない。

病院等が自ら行う医療事故調査（院内調査）

●医療事故調査（院内調査）

　医療法第6条の11第1項は、「病院等の管理者は、医療事故が発生した場合には、厚生労働省令で定めるところにより、速やかにその原因を明らかにするために必要な調査を行わなければならない」と定める。この必要な調査が医療事故調査（院内調査）である。

●**医療事故調査委員会の委員**

　医療事故調査を行うにあたって、医療事故調査委員会の設置や委員の構成について、法令に定めはない。もっとも、医療事故調査は、中立・公正性、透明性を確保するため、外部委員を入れて行われることが重要である。

　外部委員に関して、厚生労働省は、「医療事故調査制度に関する Q&A」において、「医療事故調査を行う際には、医療機関は医療事故調査等支援団体に対し、医療事故調査を行うために必要な支援を求めるものとするとされており、原則として外部の医療の専門家の支援を受けながら調査を行います」としている。

　一般社団法人日本病院会の「院内事故調査の手引き」では、高度の医療的専門性が必要な事例や誤注射、誤投薬などの院内のシステム要因が関与したと推認される事例について、院外の有識者として弁護士を委員に選定することも想定されている。

　他方、医療機関の管理者、医療事故の当事者である医療従事者、医療機関の顧問弁護士等の利害関係者が、委員となることは適切でない。

●**院内事故調査の方法**

　医療法施行規則第1条の10の4は、「病院等の管理者は、法第6条の11第1項の規定により医療事故調査を行うに当たっては、次に掲げる事項について、当該医療事故調査を適切に行うために必要な範囲内で選択し、それらの事項に関し、当該医療事故の原因を明らかにするために、情報の収集及び整理を行うものとする」と定め、具体的調査方法として次のものを挙げる。

　①診療録その他の診療に関する記録の確認（例：カルテ、画像、検査結果等）
　②当該医療従事者のヒアリング
　③その他の関係者（遺族等）からのヒアリング
　④解剖又は死亡時画像診断（Ai）の実施
　⑤医薬品、医療機器、設備等の確認
　⑥血液、尿等の検査

●**医療事故調査による原因究明と再発防止策の検討**

　2015年通知は、「医療事故調査は医療事故の原因を明らかにするために行うも

のであること。」を明記しつつ、「調査の結果、必ずしも原因が明らかになるとは限らないことに留意すること。」と記載している。また、「再発防止策は可能な限り調査の中で検討することが望ましい」と記載しつつ、これに続けて、「必ずしも再発防止策が得られるとは限らないことに留意すること。」と記載している。

　医療事故調査制度が、医療事故の調査・分析を行って、医療事故の再発を防止することを目的としていることからすれば、死亡原因を究明し、事故の根本原因を分析して、再発防止策を検討することは必要なものと考えられる。

●調査結果のセンターへの報告と遺族への説明

　医療事故調査の調査結果は、関係者について匿名化し、報告書等にまとめ、センターへ報告しなければならない。

　この報告書には、調査の概要（調査項目、調査の手法）、臨床経過（客観的事実の経過）、原因を明らかにするための調査の結果、調査において再発防止策の検討を行った場合、管理者が講ずる再発防止策等を記載しなければならない。

　そして、センターへの報告内容を遺族に説明しなければならない。遺族への説明については、口頭（説明内容をカルテに記載）又は書面（報告書又は説明用の資料）もしくはその双方の適切な方法により行うこととされる。説明の方法については、遺族が希望する方法で説明するよう努めなければならない。

　当該医療従事者や遺族が報告内容について意見がある場合等は、報告書にその旨を記載することとされる。

医療事故調査・支援センターとセンター調査

●医療事故調査・支援センターとは

　医療事故調査制度における「医療事故調査・支援センター」は、①自ら医療事故調査を行うこと、②医療機関が行う院内調査への支援を行うことにより医療の安全の確保に資することを目的とする一般社団法人又は一般財団法人であって、厚生労働大臣の指定を受けた民間の組織である（法第6条の15第1項）。

　現在、一般社団法人日本医療安全調査機構が、厚生労働大臣の指定を受け、医療事故調査・支援センターとしての業務を行っている。

●医療事故調査・支援センターの業務内容

医療事故調査・支援センターの業務内容は、以下のとおりである（法第6条の16）。

①院内調査の結果報告により収集した情報の整理・分析（第1号）
②①の整理・分析結果を病院等の管理者に報告すること（第2号）
③後述の「センター調査」の実施及び結果の報告（第3号）
④医療事故調査従事者に対する研修（第4号）
⑤事故調査の実施に関する相談対応、情報提供・支援（第5号）
⑥医療事故の再発防止に関する普及啓発（第6号）
⑦その他医療の安全の確保を図るために必要な業務（第7号）

⑥の医療事故の再発防止に関する普及啓発に関連して、センターは、専門分析部会において、収集した院内調査結果報告書を整理・分析した結果を再発防止策の提言としてまとめている。この提言は、センターのウェブサイトから取得することができる。

●センター調査

医療事故調査・支援センターは、医療事故が発生した病院等の管理者又は遺族から依頼があったときは、必要な調査（いわゆる「センター調査」）を行うことができる（法第6条の17第1項）。

もっとも、センター調査の対象は、医療機関が「医療事故」としてセンターに報告した事例に限られる。したがって、現行制度上、管理者がセンターに報告をしなかった事例について、遺族がセンター調査を依頼することは認められていない。

センターは、調査について必要があると認めるときは、管理者に対し、文書もしくは口頭による説明を求め、又は資料の提出その他必要な協力を求めることができる（同条第2項）。管理者は、センターから求められた説明や協力を拒むことはできず（同条第3項）、これを拒んだ場合には、センターはその旨を公表することができる（同条第4項）。そのほか、センターは、遺族から、センター調査を依頼し

た理由、遺族の疑問や要望等を質問し書面で回答を求めたり、臨床経過の整理ができた段階で、その臨床経過が遺族の理解に合致するかについて質問したりすることなども行っている。

　センターは調査終了時に調査結果報告書を、医療機関と遺族に対して交付する。

　調査報告書には、調査の概要（調査項目、調査の手法）、臨床経過（客観的事実の経過）、原因を明らかにするための調査の結果、再発防止策等が記載される。

　医療機関や遺族が調査結果に対し質問がある場合は、質問を受け付け、それに回答する運用がなされている（ただし、質問は 1 回限り）。

●遺族からの相談内容の伝達

　医療事故調査・支援センターは、遺族から相談があった場合には、遺族からの求めに応じて、相談の内容等を病院等の管理者に伝達することとされている。しかし、このセンターからの伝達は、医療機関の判断を拘束するものではない。

2. 医療事故調査制度の議論の歴史と現状

前村 聡 （日本経済新聞・社会保障エディター）

　医療事故調査制度は 2014 年 6 月に国会で成立し、2015 年 10 月から運用が始まった。なぜ、医療事故調査制度をつくることになったのか。歴史を振り返る。

相次ぐ医療ミス、医療不信が高まる　転機は 1999 年

　1990 年代まで医療事故を起こした医師に対する行政処分（医師免許の取り消しや停止）は、ほとんどなかった。行政処分は、主に診療報酬の不正請求で保険請求できる医師の立場（保険医）を取り消された医師のほか、刑事事件を起こして判決が確定した医師に対して行政処分をしていたからだ。

　医師法では、罰金以上の刑が確定した場合などは、行政処分できるという規定がある。しかし、医療事故が刑事事件になることは少なく、さらに、処分権限のある厚生省（当時）には、刑事処分が確定した医師を把握するシステムがなかった。厚生省の担当者は、刑事事件の判決が掲載された新聞記事をスクラップして把握する状態だった。

　医療事故に遭った患者や家族は「医療ミスではないか」と疑っても、医療機関から納得できる説明を得られなければ、真相を知るために裁判を起こすしかなかった。医療を巡る民事訴訟はじわじわと増え、1992 年の 370 件から 1999 年には 678件に達した。しかし民事訴訟では、訴えられた医療側は不利となる事実を自ら明らかにするはずもなく、患者側と医療側の対立関係を強めるだけで、「何が起きたのか」

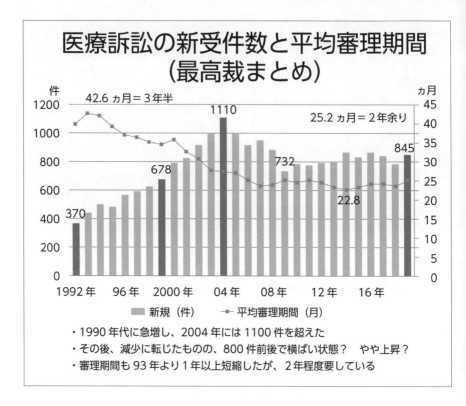

医療訴訟の新受件数と平均審理期間
（最高裁まとめ）

・1990年代に急増し、2004年には1100件を超えた
・その後、減少に転じたものの、800件前後で横ばい状態？　やや上昇？
・審理期間も93年より1年以上短縮したが、2年程度要している

が分かることは極めて少なかった。

　こうした流れが大きく変わったのは1999年である。1月11日には横浜市立大学病院で肺がん患者と心臓病の患者を取り違えて手術してしまうミスが起きた。病院はミスを隠そうとしたが、医療現場の反発で公表されたことが分かった。

　2月11日には東京都立広尾病院で、点滴で消毒液を誤って投与して患者が死亡する事故が起き、1カ月過ぎて報道で明らかになった。大病院で重大なミスが起きているだけでなく、「医療ミスが隠されているのではないか」という疑念が膨らみ、医療不信が高まった。

　1999年には米国で「To Err is Human」（邦題『人は誰でも間違える——より安全な医療システムを目指して』）という報告が公表され、全米で少なくとも1年間で4万4,000人、多ければ9万8,000人が医療ミスで亡くなっているという衝撃的な推計が示され、国際的にも医療安全が大きな課題となった年となった。

都立広尾病院で点滴誤投与（1999年）

都立広尾病院事件
1999年2月11日、発生

⇩　公表せず

1999年3月16日、フジテレビが
昼ニュースで報道
→各紙が一斉に報道

病院側が午後2時から会見

「死因不明と判断、遺族から警察に届けずに
病院で原因究明してほしいと要請があった」
（病院事務局長）

→「事実とはまったく相違する説明に終始」
（被害者遺族の永井裕之さん）

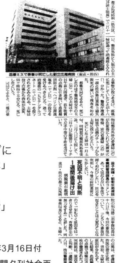

1999年3月16日付
日経新聞夕刊社会面

医療不信、2004 年にピークに

　日本でも医療不信の高まりを受け、医療紛争の民事訴訟は増え続け 2004 年には
1,110 件に達した。一方、「真相を知りたい」と願う患者・家族は強制的な捜査権
がある警察にも期待を寄せるようになった。被害関係者の届け出件数は 1999 年に
は 10 件だったが、2004 年には 43 件と 4 倍を超えた。

　都立広尾病院事件で当時の院長が「異状死」として 24 時間以内に警察署に届け
出なかったとして医師法 21 条違反で書類送検され、2004 年 4 月に最高裁で確定
したこともあり、病院関係者が警察に医療事故を届ける件数も増え、2004 年には
199 件となった。

　警察に対する期待は、2002 年に明らかになった東京女子医大病院事件も影響し

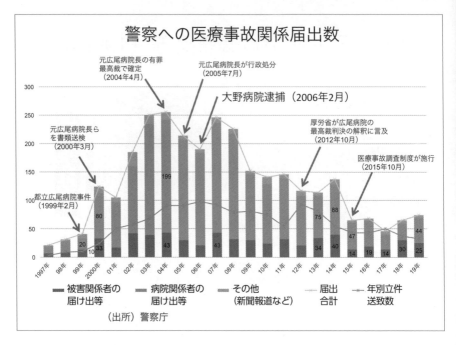

警察への医療事故関係届出数

元広尾病院長の有罪
最高裁で確定
（2004年4月）

元広尾病院長が行政処分
（2005年7月）

大野病院逮捕（2006年2月）

元広尾病院長ら
を書類送検
（2000年3月）

厚労省が広尾病院の
最高裁判決の解釈に言及
（2012年10月）

医療事故調査制度が施行
（2015年10月）

都立広尾病院事件
（1999年2月）

| 被害関係者の届け出等 | 病院関係者の届け出等 | その他（新聞報道など） | 届出合計 | 年別立件送致数 |

（出所）警察庁

ている。心臓手術における人工心肺装置の操作ミスで、小学6年生の女児を死亡させたとして医師が業務上過失致死容疑で逮捕された。医療事故で医師を書類送検ではなく身柄を拘束することは異例であった。事件ではカルテの改ざんも明らかになり、「やはり医療ミスは隠されているのではないか」という医療不信が高まった。民事訴訟の新規提訴、警察への患者・家族からの届け出と病院関係者からの届け出はいずれも2004年が過去最多だった。

刑事処分を追認するだけの行政処分

2004年には厚生労働省が刑事処分の追認だった行政処分を見直すきっかけになる富士見産婦人科病院事件の最高裁判決があった。この事件では子宮や卵巣などの摘出手術を受けた女性らが1980年に「健康なのに子宮や卵巣を摘出された」などとして傷害罪で刑事告訴したが、傷害罪では不起訴となった。検察庁は「患者が同意していた」「（手術が必要かどうかは）高度の専門知識を要する」などと判断したためだ。刑事事件としては、医師の資格を持たない男性理事長が「がんになる」と

診断したことを理由に医師法違反などで 1990 年に有罪が確定。行政処分としては、摘出手術をした妻で医師の院長は傷害罪が不起訴になったため 6 カ月の医業停止にとどまった。

　並行して進んでいた民事訴訟では、1999 年 6 月に東京地裁が組織的な不法行為を認め、元理事長や元院長らに損害賠償を認定。最高裁まで争われ、最高裁判決で「乱診乱療」を認めたのが 2004 年 6 月だった。

　医療不信の高まりから、医師への行政処分権限を持つ厚生労働省に対して「刑事処分を待ってから行政処分するのではなく、自ら調査して問題のある医師を処分すべきだ」という声が出ていた時期だった。厚生労働省は最高裁で民事訴訟が確定したことを受け、医師の行政処分を判断する医道審議会に処分を諮問し、2005 年 3 月に元院長の医師免許取り消しの行政処分が下された。刑事事件ではなく「不適切な医療」を認定した民事訴訟の判決に基づいて医師の免許を取り消した初の事例となった。

　しかし富士見産婦人科病院事件では、医師の免許取り消しまで事件の発覚から 25 年を要しており、「遅すぎる」という批判もあった。そのため「医師などへの行政処分は刑事訴訟や民事訴訟によるのではなく、厚生労働省自らが調査権限を有して判断すべきだ」という要望に応えるために同省は 2005 年に専門家会合を立ち上げ、医療版の事故調査制度の検討を始めた。このように医療事故調査制度は刑事処分の代替ではなく、迅速な行政処分が当初の狙いだった。

相次ぐ無罪判決　警察捜査の限界浮き彫りに

　2005 年は刑事処分でも大きな転機の年となった。

　心臓手術における人工心肺装置の操作ミスで業務上過失致死罪に問われた東京女子医大病院の医師には、逮捕後に関連学会が調査したところ、人工心肺装置に構造的な問題があったことが判明したこともあり、東京地裁は「危険性を予見することは困難だった」などとして 2005 年 11 月に無罪判決を言い渡した。医師の無罪は2009 年に東京高裁で確定した。自らの心臓病の治療経験から小児心臓外科医を志した医師は、無罪確定を勝ち取るまで 7 年を費やした。

　日本外科学会や日本内科学会など主要医学会が医療事故に対して警察による介入

ではなく、自律的に原因を究明して再発防止策を検討しようと、医療事故で患者が死亡した場合に死因を究明する「モデル事業」を始めたのも 2005 年だった。

刑事事件における無罪判決はその後も相次いだ。2006 年には、1999 年に男児が持っていた綿あめの割り箸が転んだときに口内を突き抜けて脳部分まで達していたことを見逃したとして、救急外来で診察した眼科医が書類送検された杏林大学病院事件でも 2006 年に無罪が言い渡され、2008 年には東京高裁で確定した。

帝王切開で妊婦を死亡させたとして産婦人科医が 2006 年に業務上過失致死罪で逮捕された福島県立大野病院事件でも、2008 年に無罪を言い渡した福島地裁判決に対して検察が控訴せず、無罪が確定した。警察の捜査で医療事故の原因究明と再発防止を目指す限界が浮き彫りになった。

（新聞記事）

医療版「事故調」を検討

厚労省、月内に専門家会合

行政処分 迅速化狙う

富士見産婦人科事件

民事判決に基づき 初の行政処分

2005年6月8日付
日経新聞夕刊社会面

事故調に向けた試案、政権交代で翻弄

こうした医療事故に対する「行政処分」と「刑事処分」という 2 つの課題に対し、厚生労働省は 2007 年に「診療関連死の課題と検討の方向性（第 1 次試案）」を公表し、4 月に検討会を設置した。議論を整理して半年後の 10 月には第 2 次試案を

まとめ、さらに、2008年4月には第3次試案を公表して、同年6月に医療事故調査制度の核となる「医療安全調査委員会」を設置する法案（大綱案）をまとめた。

　特に試案で注目されるのは、刑事処分と関わる捜査機関との関係だ。第2次試案では「（3）刑事手続きについて」で「事例によっては、委員会の調査報告書は、刑事手続きで使用されることもあり得る」と記載していたが、医療界などから「捜査機関との関係の明確化を求める意見が多く寄せられた」（厚生労働省）という。このため第3次試案では「刑事責任を問われるべき事例が含まれることは否定できない」としながらも、「医療事故の特性にかんがみ、故意や重大な過失のある事例、その他悪質な事例に限定する」と対象を限定して謙抑的に捜査することを盛り込んだ。

　試案は厚生労働省だけでなく、捜査権に関わる法務省、警察庁も検討に参加し、合意している。そのため大綱案は、医療事故調査制度に届け出をすれば、医師法21条に基づく警察への届け出を不要とするよう同条2項を新たに設ける案となっていた。医師法21条の改正と引き換えに「警察への通知」を盛り込んだ形だったが、

医療事故を巡る主な出来事（1999〜2006年）

	刑事処分	行政処分
1999年	・横浜市大病院患者取り違え事件（1月） ・都立広尾病院事件（2月） ・杏林大病院事件（7月）	・富士見産婦人科病院事件、東京地裁で民事判決（6月、提訴は発覚翌年の1981年）
2001年	・東京女子医大病院の医師逮捕	
2002年	慈恵医大青戸病院事件の医師逮捕	
2003年		厚労省、医事なども処分対象の方針
2004年	・都立広尾病院事件、最高裁判決→医師法21条の消極的解釈否定	・青戸病院医師、判決確定前に医業停止に ・東京医大病院問題 ・富士見産婦人科病院事件、最高裁で民事訴訟が確定
2005年	・学会、死因究明モデル事業開始 ・女子医大病院事件、1審・無罪	・富士見産婦人科病院の元院長の免許取り消し →「不適切診療」の民事判決で初
2006年	・福島県立大野病院の医師逮捕（2008年に1審・無罪確定） ・杏林大病院事件、1審・無罪	

医療事故を巡る主な出来事
（2007〜2014年）

	行政・政治の動き
2007年	・厚生労働省が診療関連死の課題と検討の方向性（第1次試案）を公表→「在り方に関する検討会」を設置（4月） ・「議論の整理」（8月）→第2次試案
2008年	・厚労省が医療事故調査制度の第3次試案を発表（4月） ・医療安全調査委員会設置法案　大綱案（6月）
2009年	・産科医療保障制度が運用開始（1月） ・自民党から民主党へ政権交代（9月）
2010年	・厚労省、医療裁判外紛争解決（ADR)基幹連絡調整会議を設置（3月）
2011年	・厚労省、無過失補償制度等のあり方に関する検討会を設置（8月）
2012年	・厚労省、医療事故調査の仕組み等のあり方に関する検討部会を設置（2月） ・民主党から自民党へ政権交代（12月）
2013年	・医療事故調査検討会が「基本的なあり方」をまとめる（5月）
2014年	・第186回通常国会で「地域における医療および介護の総合的な確保を推進するための関係法律の整備等に関する法律」（医療・介護確保一体法案）が成立（6月）

「やはり医療事故調査の結果が刑事処分に使われる可能性がある」という批判につながり、後に医師法21条を改正しない代わりに医療事故調査制度には「警察への通知」を盛り込まない形となった。

　第3次試案を基にした大綱案は政権与党の自民党も賛成していたが、2009年に民主党（当時）に政権交代したことで棚上げになった。民主党は医療事故で起きた被害を救済するための「無過失補償制度」を提唱しており、2011年に厚生労働省内に検討会を設置した。

　制度の内容を検討していく過程で、「過失の有無を調査するための仕組みが必要」という議論になり、検討会の下部組織として「医療事故調査の仕組み等のあり方に関する検討部会」が2012年に設置された。検討部会では、大綱案をまとめた際のメンバーも加わり、2013年5月に「医療事故に係る調査の仕組み等に関する基本的なあり方」がまとまった。

　前年の2012年末には再び自民党が政権与党になったが、自民政権時代にまとめ

「警察への通知」は限定的 ＝医療界の要望で第3次試案から明記

厚労省第2次試案（2007年10月）

（3）刑事手続について

　① 　警察に通報された事例や遺族等から警察に直接相談等があった場合における捜査と委員会の調査との調整を図るための仕組みを設ける。

　② 　事例によっては、委員会の調査報告書は、刑事手続で使用されることもあり得る。

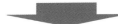

意見募集で「明確化」の要望

【捜査機関への通知】　　　　　　　　厚労省第3次試案（2008年4月）

(39)　医療事故による死亡の中にも、故意や重大な過失を原因とするものであり刑事責任を問われるべき事例が含まれることは否定できない。医療機関に対して医療死亡事故の届出を義務付け、届出があった場合には医師法第21条の届出を不要とすることを踏まえ、地方委員会が届出を受けた事例の中にこのような事例を認めた場合については、捜査機関に適時適切に通知を行うこととするが、医療事故の特性にかんがみ、故意や重大な過失のある事例その他悪質な事例に限定する。

た大綱案の議論も踏まえた「基本的なあり方」をベースに、2014年6月に医療介護確保一体法の一部として「医療事故調査制度」が成立した。大綱案のとりまとめに奔走した厚生労働省の医療安全推進室長は「1990年代まで医療安全については語られず、医療事故の実態も不明だった。1999年以降に医療事故の実態が明らかになったが、わが国の制度は医療事故があることを前提に制度設計されていなかった」と指摘していたが、二度の政権交代の余波を受けながら、ようやく2015年10月から制度の運用が始まった。

報告書への再発防止策、医療機関任せに

　医療事故調査制度では、医療機関が「予期せぬ死亡」と判断したケースについて、第三者機関である「医療事故調査・支援センター」への届け出が義務づけられた。

一般病院や診療所など全ての医療機関が対象となっている。

　医療機関はこうした医療事故が発生した場合、まず医療機関の中で院内調査をする。十分な体制がない医療機関については、地域の医師会・学会などが支援し、その結果を医療事故調査・支援センターに報告することにする。同時に医療機関は遺族に対しても説明し、遺族が説明内容に納得がいかない場合には同センターに調査依頼をして、院内調査内容が正しいのかを含めて検討することになった。

　具体的な運用については、法案成立後の 2014 年 11 月から厚生労働省の「医療事故調査制度の施行に係る検討会」で議論された。検討会では、医療機関が何を医療事故として判断し、医療事故調査・支援センターに何を報告し、どのような院内調査をし、その結果を遺族にどう説明し、さらに、第三者機関に何を報告するのかを決めることになったが、議論は紛糾した。

　大きく対立した論点の 1 つで、その後に大きな影響を与えたのが「再発防止策の記載」だ。医師免許を持つ弁護士の委員は「現状のように訴訟を誘発したり、警察沙汰になったりするような事例もあるから、報告書に再発防止策を記載することは、現状では時期尚早である」と指摘した。これに対して、1999 年の都立広尾病院事件の被害者遺族である永井裕之さん（患者の視点で医療安全を考える連絡協議会代表）は「原因の究明の次に再発防止策についても記載することが大切。『個人の責任追及になるから再発防止策は書くべきではない』という論理は間違っている」と主張し、真っ向から対立した。

　この論点については、第 6 回の検討会では「再発防止策は可能な限り、調査の中で検討することが望ましいが、必ずしも再発防止策が得られるとは限らないことに留意する」、そして「（センターへの報告事項では）調査において再発防止策の検討を行った場合は、管理者が講ずる再発防止策については記載する」ことになった。つまり「再発防止策は検討しなければセンターに報告する必要はない」ということになった。

　「報告書には再発防止策を記載してほしい」という患者側の要望に反対していた一部の医療側の検討会構成員は、医療事故調査制度が医療者の責任追及の場になることを懸念する医師や弁護士、政治家などが 2014 年 4 月に立ち上げた「現場の医療を守る会」の世話人らだった。

　実は、2014 年 11 月に立ち上げた検討会の前に、厚生労働省は 7 月から研究班

を立ち上げ、制度の具体的な運用を議論していた。研究班の議論は非公開だったが、公開の場で議論しようとして検討会を立ち上げたものの、研究班のメンバーのうち患者側の立場で発言していたメンバーが多く外れて、「現場の医療を守る会」の発起人らが新たに加わった。同会の発起人には、9月に厚生労働省政務官に就任した橋本岳衆院議員も名を連ねている。その結果、報告書に再発防止策を記載するかどうかを巡って、「現場の医療を守る会」の意見が強く反映される結果となった。

　「現場の医療を守る会」の中心メンバーは「現場からの医療事故調査ガイドライン検討委員会」として、中小の民間医療機関で構成する日本医療法人協会の委託を受ける形で2014年10月に医療事故調査のガイドラインを最終報告書にまとめ、ホームページで公開した。

　この最終報告書では、発生した医療事故調査のための院内調査報告書について、①作成は必須ではない、②記載する内容は事実関係を記載し、再発防止策については記載すべきでない、③調査結果報告は匿名化し、センターと遺族以外には開示しない――としている点が特徴だ。さらに、再発防止策を検討するのは、「医療機関が常設している院内医療安全調査委員会」であり、「発生した医療事故ごとに設置する調査委員会では再発防止策を検討しない」こととしている。つまり、発生した個別の医療事故の院内調査報告書には再発防止策を記載しなくてもいいようになっているということだ。

　こうした「現場の医療を守る会」の考え方が反映される形で、2015年3月に公表された検討会の「最終とりまとめ」では、再発防止策の記載について「検討を行った場合は記載する」のままで、報告書への制度運用後の医療機関の対応に任される形となった。

行政処分と連動せず厚労省に調査権限ないまま

　医療事故調査の法案を成立させる際、「責任追及はしない」ということを柱としたため、当初、厚生労働省が目指した医師免許の取り消しなど行政処分のために調査結果を活用することはできなくなった。このため刑事裁判で確定した案件について、行政処分するという状況は変わっていない。

　2011年には、三重県の産婦人科医院での4件の医療事故をめぐり、事故を繰り

返す「リピーター医師」として患者の家族が行政処分を申し立てたが、厚生労働省は4件の医療ミスのうち、業務上過失致死罪で罰金50万円の刑事罰が確定した1件について、最も軽い戒告にしたのみだ。

1999年に起きた都立広尾病院事件でも最高裁で医師法違反の有罪判決が確定してから、元院長を行政処分（医業停止1年）としたが、事件発生から6年半を要した。

刑事訴訟の初

取材メモから

「民事訴訟で4件の医療ミスを認めた」として遺族などが医師免許の取り消しを求めていた医師（71）に、厚生労働省は先月29日、刑事罰が確定した1件のみを対象に最も軽い戒告の行政処分とした。刑事事件にな

らなかった医療ミスも処分できるよう2007年に同省の権限を強化したにも関わらず、刑事罰を追認するだけの同省の不十分な行政処分が続く。

処分を求めていたのは三重県四日市市の教諭、伊藤

■ 医療ミスの行政処分

厚労省、刑事罰追認変わらず

永真さん（45）が代表の「リピーター医師をなくす会」。伊藤さんは「4件目の医療ミスだった妻の提出命令や医療機関への立ち入り検査など調査権限を強化したが、これまでに処分できたのは3件の医療ミスで計6人だ。

伊藤さんの妻（当時30）は01年に同市の診療所で帝王切開手術を受け、麻酔薬の投与ミスで死亡。医師は06年に業務上過失致死罪で罰金50万円が確定した。

ケースからすでに約10年。医師は今も診療を続けている。免許を取り消すべきだ」と憤る。

同省は罰金以上の刑事罰が確定するか、診療報酬の

この医師は伊藤さんの例を含め3年余りで4件の医療ミスを起こしたことを民事訴訟で認めて和解。だが今回の行政処分は刑事罰が確定した伊藤さんの1件のみが対象で、同省によると「ほかの3件は調査継続中」

不正請求で保険医登録を取り消した医師を行政処分し、定められた範囲にすぎない刑事処分に依存しており問題。処分は①免許取り消し②3年以内の免許停止③戒告の3つ。毎年数十～がある」として、医療事故100人程度に上る。

一方で、同省が民事訴訟的な見直しが必要と指摘を参考に独自調査できるよている。

医療ミスの刑事処分に詳しい元検察幹部の弁護士は「行政処分は医師免許を与えた厚労省の責任で行うべきだが、多くの医療ミスのうち極めて限定された範囲にすぎない刑事処分に依存しており問題。調査のあり方を含めて全面

2011年10月2日付
日経新聞朝刊社会面

公判で起訴内容を認めた場合に行政処分するなど、一部で行政処分が迅速になったが、行政処分は基本的に司法判断の量刑などを参考にする刑事処分追認という構造的な問題は残ったままだ。

医療事故調5年、報告件数の低迷続く　未報告も

　診療中の患者が予期せず死亡した場合に、原因究明する医療事故調査制度は、2020年10月で導入から5年となった。しかし、医療機関からの報告件数は月20〜40件。制度創設前には報告件数は「年1,300〜2,000件」と推測されたが、年間で400件弱と低迷している。

　調査されずに埋もれている医療事故は少なくない。医療安全調査機構には医師や看護師ら複数による合議（センター合議）で、医療事故の報告や院内調査の実施を

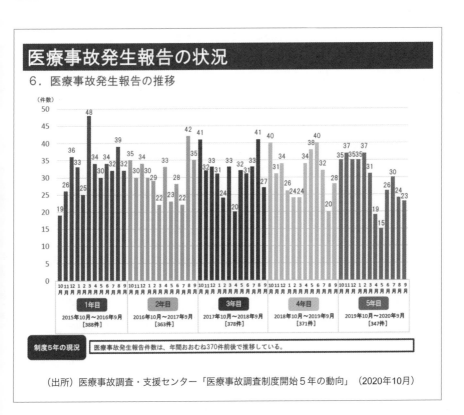

（出所）医療事故調査・支援センター「医療事故調査制度開始5年の動向」（2020年10月）

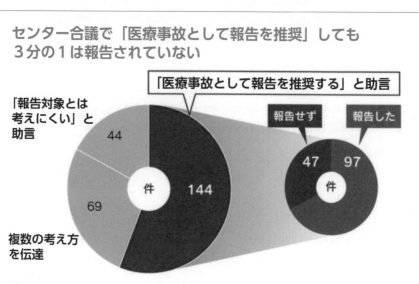

センター合議で「医療事故として報告を推奨」しても 3分の1は報告されていない

「報告対象とは考えにくい」と助言　44

「医療事故として報告を推奨する」と助言

複数の考え方を伝達　69

件　144

報告せず　47

報告した　97

件

（注）2016 ～ 19 年。「報告せず」の一部は検討中を含む
（出所）医療安全機構の資料を基に集計

推奨するか判断する仕組みがある。2016 ～ 2019 年の4年間に医療機関から「調査対象に当たるか」と助言を依頼され、センター合議で「事故として報告を推奨する」と回答したのは計 144 件。このうち 2020 年 1 月時点で一部検討中を含めて 47 件は未報告のままだ。「報告推奨」か意見が分かれた 69 件では6割の 42 件が報告されていない。遺族側に調査対象とするかの判断結果を知らせる仕組みもない。

　制度創設から関わってきた同機構の木村壮介常務理事は「医療界の自律性が制度の根幹。第三者機関が調査を強制する形は望ましくない。強制すれば相談さえなくなってしまう」と苦悩する。

　医療情報の公開・開示を求める市民の会は 2020 年9月、制度開始5年を機に制度改善を求める要望書を厚生労働省に提出した。

　要望書では、遺族などの相談を受けて同機構がセンター合議を行った場合は、結果を遺族らに伝えることを盛り込んだ。報告を推奨したのに調査しなかった場合、機構が指導・勧告し、応じない医療機関名を公表できるようにすることも求めた。

　医療の質・安全学会の長尾能雅理事長（名古屋大病院副院長）は「こうした要望書が出る前に医療界、行政は患者中心の視点で課題を考え、あるべき姿に近づける

使命があったはず」と省みる。制度創設から５年を経ても「何を医療事故とするのか」という判断や調査手法が標準化されていないことが最大の課題と指摘し、「医療に事故やトラブルが避けられないならば、優先的に対策する内容を患者と医療者が一体となって考えるべきだ」と話している。

警察への届け出減少　産婦人科の訴訟は大幅減

　2015年10月に医療事故調査制度が導入され、医療機関が警察に医療事故を届け出る件数は大幅に減少した。2014年には88件だったが、2015年に47件と半減。2016年以降も20〜40件台で推移する。警察も制度による調査を尊重しており、事実上の受け皿になっている。

　一方、遺族などからの警察への届け出は、制度開始前の2014年は40件あったが、2015年は14件に減った。2018年は30件、2019年は25件とやや増えつつある。

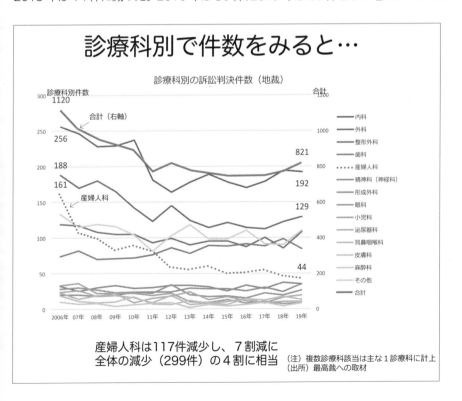

診療科別で件数をみると…

診療科別の訴訟判決件数（地裁）

産婦人科は117件減少し、7割減に
全体の減少（299件）の4割に相当

（注）複数診療科該当は主な1診療科に計上
（出所）最高裁への取材

2009 年に始まった産科医療補償制度では、出産で乳児が重度の脳性まひになった場合、医療機関からの届け出を受け、第三者機関の日本医療機能評価機構（東京）が原因究明し、再発防止策を提言する。問題を繰り返す医師や医療機関には個別指導する。家族には保険方式で計 3 千万円が補償される。分娩機関（約 3,200 施設）の 99.9% が加入している。

　最高裁から入手した 2006 年以降の地裁判決を、診療科別にデータ集計すると、医療訴訟の判決は 2006 年には 1,120 件で 2019 年には 821 件と減っているが、2011 年ごろから年 800 件前後で横ばい状態が続いている。だが産婦人科は 2006 年の 161 件から 2019 年の 44 件まで 7 割減少しており、全体の減少の 4 割分を占める。他の診療科では横ばい状態が続く中、産科医療補償制度が導入された 2009 年以降も着実に減少している。産科医療補償制度導入前には「報告書を基にした訴訟が増える」と危惧する声が医療界にあった。しかし、原因究明し、再発防止策を検討して、適切な補償をすれば、患者・家族とのトラブルは減るということの証左といえる。

原因究明と再発防止の徹底　遺族の納得で不起訴に

　医療事故が起きた場合に、一番大切なのは、「何が起きたのか」という事実関係を最初に確定し、その事実に基づいて原因分析をして再発防止策を講じることだ。

　2008 年 11 月に徳島県鳴門市の健康保険鳴門病院（当時）の医療事故への対応は好例だ。医師が患者の解熱目的で副腎皮質ホルモン「サクシゾン」の投与を指示したところ、誤って筋弛緩剤「サクシン」と入力してしまい、70 代の男性患者が死亡した。サクシゾンとサクシンの取り違えは 2000 年にも富山県の病院で起き、業務上過失傷害で医師の有罪（罰金 50 万円）が確定しているが、類似名称の変更など再発防止が不十分だったため、繰り返されたミスだった。

　健康保険鳴門病院は事故直後にミスを認め、患者家族に説明・謝罪するとともに警察に届け出て、患者家族の了解を得て記者会見を開いて事故を公表した。さらに、事故の原因究明と再発防止のために、院内の関係部署の代表 5 人のほか、医療事故市民オンブズマンの代表など患者側外部委員 3 人による「誤投与事故調査委員会」を速やかに立ち上げ、約 7 カ月間にわたって検討した。

　好例とするのは、この事故調査委員会は最初から患者家族が出席しており、全て
を明らかにしたことだ。委員会の設置要綱には「患者および家族が委員会への出席、
傍聴および議事録の開示を要望した場合は、第1条『原因の究明と再発防止につい
て客観的な視点から協議し、当院における医療安全管理の推進とともに病院運営の
透明性を高めることを目的として』に則り、これを認める」と明記していた。委員
会の終了後は、その都度、委員長や患者側外部委員、病院を運営する全国社会保険
協会連合会（全社連）の「院内医療メディエーター」が患者家族と面談し、病院と
委員会への意見や要望を聞くなど、細やかに対応した。

　原因究明や再発防止の検討の状況を、患者家族に全て明らかにすることで、患者
家族は病院側を信頼して示談が早期に成立。さらに、患者家族は業務上過失致死容
疑で書類送検された医師に対する刑事処分の見送りを求めた結果、徳島地検は「示
談が成立し、遺族が寛大な処分を求め、十分反省している」として医師を不起訴（起
訴猶予）とした。

　2014年末に大阪市の大阪府立急性期・総合医療センターで起きた筋弛緩剤の誤
投与による患者死亡事故でも、病院が原因究明と再発防止に積極的に取り組んだ結
果、業務上過失致死容疑で書類送検された薬剤師と2人の看護師はいずれも不起訴
（起訴猶予）となった。大阪地検は起訴猶予の理由を明らかにしていないが、病院
側の対応に納得した患者家族が処分の見送りを求めていたことが影響したとみられ
る。

自律的な原因究明と再発防止が解決の要に

　医療事故は、まず専門家である医療界が自律的に原因究明するとともに、再発防
止に取り組むことだ。そして免許を与えた厚生労働省が医師免許の停止・取り消し
などの行政処分を検討する。さらに、必要に応じて医療界と連携して医療事故を起
こさないように再教育する。こうした対応に被害者が納得できない場合は、民事訴
訟などで解決を図る。証拠を隠滅するためのカルテ改ざんなど、明らかな犯罪行為
には捜査当局が立件し、裁判所が厳格に刑事処分を科す。

　自律的対応→行政処分→民事訴訟→刑事処分という流れだが、仕組みとして自律
的対応は再発防止の検討は義務ではなく、行政処分は処分の判断をする厚生労働省

に調査権限がなく他の処分の追随という状況は変わっていない。

　医療事故調査制度では「責任追及をしない」ということを目的とした影響で、医療界が願っていた「異状死」の届け出義務を課している医師法 21 条の改正も実現できていない。2015 年 10 月に制度が始まってから病院関係者から警察への届け出はほぼ半減したものの、医療界の対応に納得しない患者・家族が少なくないことは、民事訴訟が年間約 800 件前後で横ばい状態が続いていることが表している。

　それぞれの医療機関で自律的に医療事故の原因を究明し、さらに、再発防止に取り組むことを患者・家族に示すことがよりよい解決の要になる。

Ⅲ　医療事故調査の実践事例と評価

1. 都道府県による制度活用状況の違い

医療事故調査をめぐるデータから、制度の利益を探る

増田 弘治（読売新聞大阪本社京都総局・記者）

はじめに──制度がもたらす利益を考える

　国が創設し、2015年10月に始まった医療事故調査制度では、制度の適用対象となる「予期しない死亡事故」が起きた場合、厚生労働大臣が医療法に基づき指定した公的な第三者機関「医療事故調査・支援センター」が、当該医療機関の調査を支援する役割を担う。東京にあるセンターには、医療事故調査の専門知識がある職員が集められ、制度の対象になる死亡事故が起きた医療機関は、全ての事例をセンターに報告することになっている。

　医療事故調査制度では、センターが設ける調査委員会による客観性のある調査（センター調査）ができることになっているが、まずは事故が起きた医療機関の「院内調査」として行われる。そもそも、院内で起きた死亡事故を報告や調査の対象にするか否かの判断が、医療機関の管理者（病院長）に任されていることから、調査の客観性が常に議論の対象となっている。

　また、報告件数をめぐっては「全国から報告される毎年の総数の想定と大きな開きがある」「報告件数には地域間の格差がある」など、数字上の議論に終始してきた。

　こうしたなかで、制度がもたらす利益については、具体的な事例が示されてこなかった。

　利益とは何か。事故で不幸にも肉親を亡くした遺族にとっては「事故の経緯と原因を詳細に知ることができる」ことだ。医療機関側では、事故の原因究明に真摯に取り組むことで、遺族との信頼関係が築けて「無用な紛争を未然に防ぐ」ことが挙げられる。

　私は、利益を具体的に示すことができるようになれば、制度は積極的に活用されるようになるだろうと考える。

　今回、私に与えられたテーマは「都道府県による制度活用状況の違い」とされたが、これまでのような議論に終始するのであれば、あまり意味がない。

　毎年「医療事故調査・支援センター」が公表しているデータは、都道府県ごとの制度の運用状況を知るための参考になるとされている。そこで私は、制度がもたらす利益のうち「紛争を未然に防ぐ」ことに焦点をあて、地域ごとの運用状況と医事紛争の間に何らかの関連性が生じていないか調べようと考えた。センターのデータから「積極的に制度を運用している」と考えられる地域では、医療訴訟が減っているのではないかとの仮説を立てて、作業を進めた。

「医療事故調査・支援センター」が公表しているデータとは

　まず、「医療事故調査・支援センター」が公表しているデータについて説明したい。

　先に述べたように、センターには制度の適用になる医療事故について、都道府県の医療機関から全件が報告されることになっている。センターは 2017 年以降、都道府県ごとの累積報告件数を「人口 100 万人あたりなら、1 年ごとに何件になるか」と計算し、毎年発行する「年報」で公表している。

　実数を人口 100 万人あたりの数値に置き換え、その数字の意味を検討する手法は、ある疾病の発生数を「10 万人あたり」「100 万人あたり」の数値として換算し、発症の広がりはどの程度なのかを分析する医学・医療の解析方法を踏襲している。

　つまり、センターは、人口 100 万人あたりの件数を検討材料にすることで、都道府県ごとに制度がどの程度活用されているか計ることができると考えているのである。

　毎年の全国平均は「3 件」（2020 年は 2.9 件）と算出されている。2017 ～ 2020 年の都道府県別の件数の推移を見ると、平均値を上回る「上位の常連」がはっ

きりとわかる。

2017年以降の4年間で常にトップの位置にいるのが宮崎県である。100万人あたりの件数は2017年が「6.9件」、2018年は「6.2件」、2019年は「5.9件」、2020年では「5.5件」だった。一方、京都府（2017年は3.9件で8位、2018、2019年はそれぞれ5件、5.4件で2位、2020年は4.9件で3位）、三重県（2017年、2018年が5.4件、5件で2位、2019年は4.6件で4位、2020年が5.3件で2位）も上位常連組である。

「上位の常連」その背景にあるもの

それではなぜ、宮崎県は4年連続でトップの位置にあり、京都府や三重県も上位常連を維持できているのだろうか。私はその理由を考えるため、それぞれの地域で医療事故調査制度の運用に当たる医師会に、2020年秋に取材した。

宮崎県医師会で医療事故調査制度を担当するのは、濱田政雄副会長である。濱田氏は「制度は医療の安全を確保し、再発を防止するために必要だと位置づけている。予期しなかった死亡例の原因究明に医療機関として真摯に取り組むことは、遺族に対して当然の責務であり、遺族との信頼関係の構築のためにも重要だと考えている」と述べた。県医師会では、こうした理念に基づき、制度に則って事故調査を行うため医療機関が設ける調査委員会に第三者の立場で参加する「協力専門委員」を迅速に派遣できる仕組みを整えたのだという。死因究明に貢献できる病理解剖の依頼に応える仕組みも設けた。濱田氏は、医師会としてこうした医療事故に遭遇した医療機関を支援する体制を整えてきたことで、客観的な視点から公平・公正な医療事故調査が行われるようになり、制度で調査対象になる医療事故の報告と調査が抵抗感なく行われているとの見解を示した。

一方、京都府医師会では、医療事故調査制度の担当理事を務める松村由美理事（京都大学病院医療安全管理室長）に見解を聞いた。

松村氏によると、京都府医師会には2000年から2015年まで「医療安全対策委員会」が設けられていた。委員会は医療の「新しい安全文化」として、「医療機関で起きていることは自分たちでしっかり調べよう」「隠さずに話そう」というスタンスをとり、「きちんと調べた方が、患者や家族との信頼関係ができるはずだ」と

いう考え方を根付かせていたという。こうした考え方をベースに、医師会では医療事故調査制度の根拠になる医療法の改正内容がかたまり、制度の運用が現実的になった時点から、会員医師、看護師、各診療部門の「専門医会」委員を対象に研修会を開いて制度の趣旨を説明していた。

　制度発足前、1年ほどをかけ、医師会を通じて、京都大と京都府立医大に医療機関からの「解剖」「画像診断」の依頼を受けてもらう仕組みを設けた。京都府立医大は法医学解剖と画像診断について引き受け、京都大は病理解剖と画像診断を引き受けた。また、制度に則り調査を行う医療機関が設ける調査委員会に、第三者の立場で参加する「外部委員」を迅速に派遣できるシステムも設けた。外部委員向けの研修会も毎年開き、調査の客観性を保つため、京都大の関連病院には府立医大の医局に所属する医師が、府立医大の関連病院には京都大の医局に所属する医師があたるという仕組みを設け、他府県の専門医師に依頼をすることもできるようにしていた。

　また、三重県医師会からは、「医療事故調査制度が始まるかなり以前から、医療事故の客観的評価（原因調査）を積極的に進めていた」「医療事故調査制度の趣旨についても会員医師への周知を積極的に進めた」との説明をえた。

　このように、人口100万人あたりの医療事故報告件数で上位の常連となっている1府2県に共通する事実として、医師会に加盟する医師らに制度の趣旨を早くから周知し、事故調査を支援する仕組みを整えることで客観性のある調査が行えるようにしたことが分かる。その意味で、「医療事故調査・支援センター」のデータには一定の信頼性があるように思われる。

医療事故調査制度は医療訴訟の推移に変化をもたらしているのか

　宮崎県では医療事故調査制度の開始以降、医療訴訟が減少する傾向にあるとされている。宮崎県医師会の濱田副会長は私の取材に、「制度開始後、宮崎県の医事紛争事例は明らかに減少している」「制度に基づいた医療事故調査の最終報告が済んでいる事例からの訴訟例は、医師会が把握する限りでは1割もない」と述べている。

　こうした見解は、宮崎県が人口100万人あたりの医療事故報告件数で4年連続トップにあることと関係があるのだろうか。また、例えば、報告件数が平均を上回

る他の地域でも、医療訴訟が減る傾向が見られるのだろうか。

　私は最高裁判所から 2010 年から 2019 年までに都道府県の各地裁に提起された医療訴訟の件数（提訴件数）の提供を受け、人口 100 万人あたりの医療事故報告件数（2019 年）との関係について、2020 年秋に分析を試みた。

　制度が始まったのは 2015 年 10 月であるためこの年は除き、都道府県ごとに制度開始前の 5 年間（2010 〜 2014 年）、開始後の 4 年間（2016 〜 2019 年）の提訴件数の平均値を算出し、平均値の差をセンターの公表データとあわせるために人口 100 万人あたりに換算して比較することとした。都道府県の人口は 2018 年の推計人口を用いた。提訴件数の増減については、人口 100 万人あたりの平均値の差が「－ 1 以下」の場合は減少、「1 未満」の場合は横ばい、「1 以上」を増加と定義した。

　人口 100 万人あたりの医療事故報告件数（2019 年）では、24 の都道府県が平均（3件）を上回っていた。うち、提訴件数が制度開始前後で減っていたのは宮崎県、京都府など 12 道府県、8 県で横ばい、4 都県で増加との結果になった。

　一方で、人口 100 万人あたりの件数が平均（3 件）を下回った 23 府県では、3県で減少傾向がみられたものの、15 県が横ばい、5 府県で増加になっていた。

　以上のように、人口 100 万人あたりの医療事故報告件数が、平均以上のグループでは平均以下のグループに比べて医療訴訟が減っていた地域が 4 倍と圧倒的に多く、増加と横ばいの合計は 4 割少ない結果となった。

　この結果を補強するため、複数の要素の関連性を分析できる簡易な統計処理の手法を用いて検討したところ、人口 100 万人あたりの医療事故報告件数が平均を上回ることと、医療訴訟件数の減少には関係があり、人口 100 万人あたりの医療事故報告件数が平均以上の地域で医療訴訟が減る傾向がより強く見えてきた。つまり、医療事故に丁寧に対処しようとする意識が高く、医療事故調査制度に積極的に取り組んでいるとされる地域では、医療訴訟が減る傾向があると示唆されたわけである。

　ただ、近年、医療訴訟の件数自体が減少傾向にある。また、後述する 2009 年に始まった「産科医療補償制度」が、産婦人科領域での医療訴訟減に大きく貢献しているとされている。さらに、今回の分析対象とした医療訴訟は制度が始まった 2015 年以前に紛争になり、制度開始後に提訴された可能性もある。このような背景から、医療事故調査制度が単独で医療訴訟の減少に貢献できているとは、残念な

がら断言できない。

今後、さらに長期にわたるデータの蓄積と分析が待たれるところである。

■都道府県別にみた訴訟件数の増減傾向

	2019年の医療事故報告件数（人口100万人あたり）	制度開始前の医療訴訟提訴件数（2010〜14年の平均）	制度開始後の医療訴訟提訴件数（2016〜19年の平均）	制度開始前後の平均提訴件数の差（人口100万人あたり）	制度開始前後の提訴件数の増減※
宮崎県	5.9	8	5.75	-2.08	減少
京都府	5.4	24.6	21.25	-1.29	減少
熊本県	4.8	10.6	11.75	0.65	横ばい
三重県	4.6	4.2	4.5	0.17	横ばい
大分県	4.5	13	9.75	-2.84	減少
鳥取県	4.2	4.2	2.75	-2.59	減少
北海道	3.9	40.6	33	-1.44	減少
千葉県	3.7	24.4	17.75	-1.06	減少
滋賀県	3.7	5.2	7	1.27	増加
沖縄県	3.7	7.6	8.75	0.79	横ばい
山形県	3.5	5	3.25	-1.61	減少
福島県	3.5	3.2	3.75	0.30	横ばい
栃木県	3.5	6.8	3.75	-1.57	減少
島根県	3.5	5	2	-4.41	減少
東京都	3.4	151	168.5	1.27	増加
愛知県	3.3	30.2	36	0.77	横ばい
兵庫県	3.3	40	31	-1.64	減少
愛媛県	3.3	5	8	2.22	増加
奈良県	3.2	7.6	8.25	0.49	横ばい
長崎県	3.2	10.6	6.75	-2.87	減少
群馬県	3.1	7.2	14.25	3.61	増加
福岡県	3.1	42.8	36.75	-1.18	減少
岩手県	3	2.6	3.5	0.73	横ばい
茨城県	3	7.2	5	-0.76	横ばい
新潟県	2.9	11.6	11.25	-0.16	横ばい
佐賀県	2.9	3.6	4.25	0.79	横ばい
富山県	2.7	3.4	10.5	6.76	増加
長野県	2.7	7	8	0.48	横ばい
香川県	2.7	4.2	3.5	-0.73	横ばい
秋田県	2.6	3.6	2.75	-0.87	横ばい
岐阜県	2.6	5.8	3.75	-1.03	減少
石川県	2.5	9	10.75	1.53	増加
静岡県	2.5	20.8	19.75	-0.29	横ばい
青森県	2.4	4.2	3.5	-0.55	横ばい
神奈川県	2.4	42.8	52.5	1.06	増加
和歌山県	2.3	5.4	4.5	-0.96	横ばい
広島県	2.3	20.4	21.25	0.30	横ばい
高知県	2.3	5.2	2	-4.53	減少
岡山県	2	18.8	19	0.11	横ばい
宮城県	1.9	10.6	11.5	0.39	横ばい
埼玉県	1.9	15.6	20.5	0.67	横ばい
大阪府	1.9	90.2	100.25	1.14	増加
徳島県	1.9	2.6	3.25	0.88	横ばい
山口県	1.7	9.6	9.5	-0.07	横ばい
鹿児島県	1.7	12.2	9	-1.98	減少
福井県	1.5	4.2	5	1.03	増加
山梨県	1.4	2.4	1.75	-0.80	横ばい

※減少＝−1以下　　※横ばい＝−1より大きく1未満　　※増加＝1以上

■47都道府県の医療事故報告件数と提訴件数の関係（人口100万人あたり）

		医療事故報告件数が平均以上	医療事故報告件数が平均以下
提訴件数	減少	12	3
	横ばい	8	15
	増加	4	5

産科医療補償制度と医療訴訟

　先に触れた「産科医療補償制度」は、医療事故調査制度が始まる6年前の2009年に国が創設し、出産事故で重い脳性麻痺になった子どもに補償金を支給する制度である。この制度では、専門家が出産事故の原因を客観的な調査で分析して報告書にまとめたうえで、集まったデータをもとに再発防止策の検討も行っている。

　制度を運営する「日本医療機能評価機構」は、機関誌「産科医療補償制度ニュース」（2019年10月1日付発行）で、最高裁判所医事関係訴訟委員会のデータに基づき、制度開始後に産婦人科で起きる医療訴訟が減少傾向にあると報告している。

　それによると、産婦人科で起きる医療訴訟（既済件数＝判決や和解で終結した訴

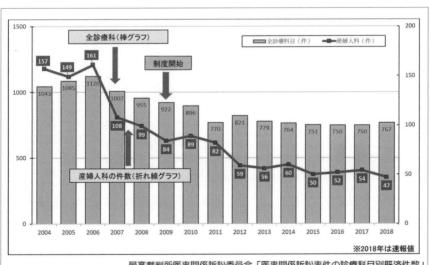

最高裁判所医事関係訴訟委員会「医事関係訴訟事件の診療科目別既済件数」

出典：「日本医療機能評価機構」機関誌「産科医療補償制度ニュース」（2019年10月1日発行）から転載

訟の件数）は 2006 年に 161 件でピークに達し、制度が始まった 2009 年に 84 件になった後はほぼ毎年減少に転じ、2018 年には 47 件になったという。全診療科の訴訟件数（既済）は、同様に 2006 年に 1,120 件でピークに達し、減少傾向にあるものの 2013 年以降は 750 件前後で横ばいの状態になっており、産婦人科の減少が目立っている。

　最高裁判所医事関係訴訟委員会（2017 年 2 月第 29 回医事関係訴訟委員会・第 27 回鑑定人等候補者選定分科会議事要旨）は、こうした傾向を「産科においては、産科医療補償制度が導入されている。同制度では、医師や弁護士等で構成される第三者機関により原因分析が行われることにより、脳性麻痺の訴訟件数のみならず、発症件数も減っており、社会的に有意義である」と評価している。

　産科医療補償制度は、調査が第三者機関により客観性を保って行われるところに特徴がある。事故の調査を「第三者」の視点で行うことは、事故に遭遇した患者側（遺族）が「真実を知ることができた」という納得をえるための近道であると私は考えている。当事者だけで行う調査では、「身内の気持ちを忖度する」というバイアスが完全に払拭できず、真実の解明の障壁になる可能性が生じるからだ。先に述べたように、京都府医師会はこうした懸念から、京都大の関連病院には京都府立医大の医局に所属する医師を外部委員として派遣し、府立医大の関連病院には京都大の医局に所属する医師があたるという仕組みを設けている。

　医療事故調査制度で「院内調査」の時点から第三者の視点を徹底するならば、遺族の納得度はさらに高まり、紛争や訴訟を確実に減らすことができるだろう。その意味で、産科医療補償制度は医療事故調査制度を育てるための先進事例となりえるだろう。

おわりに──データを基に建設的に議論しよう

　医療事故調査制度が始まるにあたり、厚生労働省は制度の対象となる医療事故の件数を試算し、「年間 1,300 〜 2,000 件」と公表していた。実際には 2020 年の報告件数は 324 件と 4 年連続 300 件台となり、試算との差異が度々、議論の対象になる。

　全国医学部長病院長会議は 2020 年 5 月、医療事故調査制度開始 5 年を迎えるの

を機に「医療事故調査制度の現状と課題」と題した文書を発表し、試算による数字は医療事故調査制度の対象となる事故とは異なる定義であり、制度に則って報告される事故の数が少ないことを強調すべきではないとの趣旨の見解を示した。

　制度により集まるデータは、言うまでもなく貴重だ。だが、建設的な議論の素材にできないとなれば価値は失われる。制度を私たちにとって「良いもの」に育てていくうえでも、データは有効に使いたい。特に、制度がもたらす利益を共有できるデータとなれば強い説得力を持たせるため、いっそう分析と検討を綿密に行うべきだ。

　「医療事故調査・支援センター」には、始まって5年という成長過程にある制度をより良いものとして育てるため、建設的な議論を導くデータとその分析を積極的に示すことを強く求めたい。

2. センター調査に対する 患者の評価

宮脇 正和（医療過誤原告の会・会長）

「医療過誤原告の会」の紹介

医療過誤原告の会は、1991年10月に全国の医療事故被害者・遺族150名によって発足した。当時は、医療事故の存在自体が社会的に認知されておらず、医療事故に遭って死亡や重大な障害を負ったとしても、医療機関が真摯に対応することはまれだった。被害者が事故原因の調査や過失の立証を行わなければならない困難さ、医療事故問題に精通した弁護士を探す困難さ、被害者に協力してくれる医師を探す困難さ、多額の費用負担等で、多くの被害者は泣寝入りをせざるを得ない状況であった。

医療過誤原告の会初代会長の近藤郁男さんは、1979年に12歳の次男が、虫垂炎手術の麻酔ミスで重度の寝たきり状態となり、病院が責任を否定したため、裁判を起こした。しかし、第1審の地方裁判所では原告敗訴、第2審で麻酔の専門医の協力があり、ようやく勝訴的和解にこぎつけて終結した。この苦難の経験から、被害者が単独で医療機関と闘うことがどれほど困難だったか痛感した近藤さんが、全国の被害者に連携を呼びかけて、「医療過誤原告の会」が設立されたのである。

近藤さんは、同会発行10周年記念誌の中で、「この会が設立されて十年の歳月が流れても、私が体験した説明しようもない忌まわしい出来事が、今日もどこかで、

医療被害者やその家族の人々が味わされていることを思うと、いたたまれない気持ちです。 医療被害者の家族が歩んできた人生の痕跡をことごとく奪い去られた墓標の蓄積が、この原告の会かもしれません。さらに言葉を変えて言えば、各々が培ってきた数十年の人生観を粉々に打ち砕かれた記念すべき日。『医療過誤』の十字架を背負った新たなる旅立ちの始発駅が原告の会です」と記述している。

　2021年4月現在、入会者総数1,640名、現会員350名、全国に24名の役員が医療事故被害者サポート、医療事故再発防止の推進を柱に活動している。

医療過誤原告の会に寄せられた5年間の状況

　医療過誤原告の会には、2015年10月の医療事故調査制度発足から2020年9月までの5年間に、医療事故で亡くなった疑いを持つ遺族からの相談が135件寄せられている。しかし、その中で、医療事故調査・支援センター（以後、センター）への届出は14件のみである。ある大学病院で、腹部動脈瘤の予防的手術を主治医から安全性を強調されて強引に進められ、手術に臨み、死亡したケースでは、遺族へ「死亡のリスクは0.3%あった」と事後に説明され、センターへ届出は行っていない。また、心臓カテーテル手術中に意識不明となり、2日後に死亡し、主治医がミスを謝罪したケースでも、病院長がセンター調査の届け出を行わないなど、明らかに予期せぬ死亡と思われるケースを、病院長が死亡を予期していたと判断して、センターへ届け出ない事例の多さを見るにつけ、現行のセンターへの届け出を病院長の判断だけに委ねた医療事故調査制度のままでは、多くの医療事故が、再発防止と医療の安全に生かされるのは難しいと痛恨の極みである。

4名のセンター調査報告書を検討

　医療事故調査制度は、医療機関がセンターへ届け出した案件について、病院の院内事故調査報告書に納得できなかった遺族が、センター調査を依頼することができるようになっている。 医療機関からもセンター調査を依頼できる。

　2021年3月現在、センター調査を依頼した件数は遺族が123件、医療機関が25件。 センター調査が終了したのは60件である。センター調査報告書は、遺族

と該当する医療機関に渡されるが、センターからは公表されていない。医療過誤原告の会では、4名のご遺族の方に協力いただいて、センター調査報告書を入手し、以下の通り、検討した。

Aさんのケース

　Aさんは、60代の女性で、初期食道がんの抗がん剤治療16日目に死亡した。病院の院内事故調査報告書は全体で4ページ（説明書2ページ、使用薬剤の資料2ページ）である。内容も使用薬剤の量に問題はなかったと責任を否認する簡単な内容であった。

　ご遺族は、この報告書に納得できず、センター調査を依頼した。センター調査報告書を受け取るまでに依頼してから約3年近くかかったが、全体で46ページ（調査報告書41ページ、資料5ページ）の分量であった。臨床経過が時系列に記述され、患者の容態の変化、それに対する診断、検査結果、治療内容、抗がん剤診療を担当した医師の経験、担当医を支える医師体制など、詳細に記述されている。また、患者が薬剤に対して特異体質を持っていなかったかなども検討され、調査に時間を要したが、事故原因の分析をもとに、同様の死亡事故を防止するためには、「化学療法施行時に……副作用症状が出現した場合……血液検査を実施し、異常を早期に発見できる体制が必要である。患者にみられる症状を把握し、チームで共有する体制の検討が望ましい」などの貴重な提言となっている。さらに、調査を担当した委員名簿、調査報告書を総合的に承認した総合調査委員会の構成員の名簿の公表、利害関係の確認など、透明性、公平性、独立性が明確に担保されている。

Bさんのケース

　妊娠経過が順調に経過していたBさんは、妊娠41週目で分娩誘発のために入院した。分娩誘発過程で嘔吐と意識障害が出現し、緊急帝王切開で胎児は無事出産した。しかし、Bさんは、脳出血疑いのCT検査に時間を要し、救命のための他院への転送が遅くなり、転送先の病院で36日後に死亡した。病院の院内事故調査報告書は、全体で7ページ（調査報告書4ページ、資料3ページ）であり、死亡原因に

ついては、産婦人科ガイドラインに沿って対応し、緊急時の検査体制は公立病院の現状では問題なしとする内容であった。

一方、センター調査は全体で40ページ（調査報告書36ページ、資料4ページ）である。事故調査報告書の総括では、「日勤帯の急変であれば、放射線技師を待機させることも選択肢としてあり得た。脳出血の診断に時間を要したため、院内での救急対応体制について改善の余地がある。救急搬送については、地域周産期医療システムに沿って受け入れ先を選択したことは妥当であるが、受け入れが困難な場合や、本事例のように胎児出産後であれば、通常の救急体制で搬送先を探すことを考慮しても良かった。周産期医療システムでカバーできない場合の対策も含め、もう少し広い視点での地域連携システムの構築が望まれる」と記述されている。再発防止策については、さらに丁寧な記述で改善策が提言されている。日勤帯の終盤に急変が発生した場合、院内の救急対応体制の構築、見直しの指摘は多くの医療機関でも点検を望むところである。

Cさんのケース

軽症先天性血友病Aの疾患を他院で指摘された50代のCさんは、頸椎椎間板ヘルニア治療の手術を受けた翌朝、病院で死亡した。病院は死亡原因の検討で、原因を3点に絞ったが確定に至らず（院内事故調査報告書2ページ）、センターへ届け出て、センター調査を依頼した。死亡については、病院は責任を認め、遺族に謝罪を行った。

センター調査報告書は30ページ（報告書28ページ、資料2ページ）。死因は、手術の創部を中心として存在した皮下血腫による……窒息死と推定」した。さらに、「軽症先天性血友病Aについては、血液の専門家以外では一般的な知識ではなく…主治医は…血液内科に相談、あるいは診療の依頼をすることが望ましかった」と指摘している。

また、学会には、「軽症先天性血友病Aの患者が手術および手術に準じる治療を受ける場合などに、事前に実施されるべき検査・治療、連絡先などを記載したカードを携帯できるようにすることが望まれる」と提言されている。

Cさんの遺族は、センター調査報告書で提言された、軽症先天性血友病A患者の手術事故を防ぐための携帯カードを試作して、関係する学会関係者に検討をお願いした。全国の軽症先天性血友病Aの方々の同様の事故を防止するため、Cさんの遺

族は、一刻も早くセンター医療事故調査報告書の活用を願っている。

Dさんのケース

　自宅で転倒した際、後頭部を打撲して救急搬送されたDさんは、低カリウム血症の所見があり入院、カリウム補正のため中心静脈（CV）カテーテル挿入を行った。その際、CVカテーテル挿入ミスでショック状態となり4日後に死亡した。病院はすぐに、外部委員を含む院内医療事故調査委員会を立ち上げ、3カ月後に院内医療事故調査報告書をまとめた（13ページ）。

　遺族は、病院側が事故の真実に向き合う誠意を感じることができないとして、センター調査を要請し、約3年後にセンター調査報告書47ページ（調査報告書40ページ、資料7ページ）を受け取った。センターでは5年間に届け出された1,847件の事故で、同様の事例が多いケースについて、「医療事故の再発防止に向けた提言」を、第13号まで発行した。その第1号が「中心静脈穿刺合併症に係る死亡の分析―第1報―」である。Dさんの遺族は、センター調査報告書の再発防止提言を公表し、事故に対する具体的な再発防止策として全国の医療機関で生かしてほしいと願っている。

医療過誤原告の会ホームページで、調査報告書を公表

　センター調査報告書について、センター運営委員会でも患者側委員から公表を要望する意見が出されている。しかし、医療側委員の一部から、医療事故調査・支援センター調査報告書が、裁判資料として使われることを懸念して、公表に反対する意見が出され、公表に向けた意見集約は進んでいない。

　センター調査報告書は、医療事故の再発防止を目的とする制度に沿って、医療機関、関係当事者名など全て匿名である。遺族と医療機関が医療事故について、民事上の責任を巡って紛争化し、裁判となるのは年間約800件である。現行の裁判において、遺族と医療機関が、センターから受け取ったセンター調査報告を証拠資料の一部として使用するか否かは、制限することができない。センター調査報告書の再発防止提言と、裁判で争う民事責任の有無は無関係であるにもかかわらず、「裁判に使用」を懸念する理由で、センター調査報告書の公表を拒むことは筋が通らない。

　医療過誤原告の会は、センター調査報告書を受け取った4名の遺族と相談し、了解が得られた3名について2020年11月から、医療過誤原告の会ホームページで公表を始めた。センター調査報告書の再発防止の提言を、ぜひ、多くの医療機関が同様の医療事故の具体例として生かしていただきたいというのが、遺族の切なる願いである。

遺族はなぜ、センター調査報告書公表を求めるのか

　大事な家族が医療事故に遭った被害者・遺族の願いは、①被害をもとに戻してほしい、②真の医療事故原因を知りたい、③過失があるなら反省して謝罪してほしい、④同様の事故の再発を防いでほしい、⑤被害の補償、である。しかし、死亡事故では原状回復は叶わない。事故の教訓を生かして、二度と同様の被害を起こさないことが、犠牲となった家族の命の尊厳が少しでも回復でき、遺族にとっては救いとなる。センター調査報告書を公表し、全国の医療機関や専門学会が医療事故から学び、再発防止が徹底されることを、切に願っているのである。

医療事故調査制度への願いと期待

　私は、突然の医療事故で娘を失い、死因調査を通じて、この国の医療安全の実情について初めて関心を持ち、調査すればするほど、患者安全体制がいかに脆弱であるかを思い知った。

　医療技術や新薬開発は、日進月歩であり、職員は日々多忙な仕事に追われ、新しい医療機器や薬剤が導入される医療機関では、安全研修が十分に実施できない実情を現場の声として耳にする機会が多い。医療事故に遭遇するのは、患者だけではなく、医療者も大きなリスクを背負っている。

　被害者の粘り強い運動と関係者のご尽力で、医療事故調査制度が2015年10月から施行された。同制度に込められた医療事故遺族の願いは、医療事故再発防止である。医療者と患者が日頃から医療情報の公開・共有を行い、不幸にして医療事故が発生した場合、同様の事故防止に力を合わせられるように、医療事故調査制度を育てていきたい。

3. 医療事故調査の実践事例と評価
大学病院の事例～京大病院の基本的な対応について

松村 由美（京都大学医学部附属病院医療安全管理部・部長）

はじめに

　筆者は 10 年間以上、医療安全管理の業務に従事しており、医療事故対応も業務の 1 つである。一般的な話として、各医療機関において事故対応の過程は表には出ない。新しい医療の開発や研究成果等のポジティブな情報は、公表され、ピアレビューもされることから、専門家がその情報を得て新しい技術の開発に結びつけ、社会全体でその利益を享受できる仕組みが備わっている。しかし、これに対し、医療事故というネガティブな情報は、一部の関係者間でしか共有されておらず、1 つ 1 つの警鐘事例の経験は、個人レベルや当該医療機関の一部の関係者間の共有にとどまっているのが現状である。つまり、医療のあり方をよりよい方向に変えていく仕組みが、私たちの社会の中に備わっていない。これは、社会全体にとって、不利益である。別の言い方をすれば、この仕組を改善できれば医療はより安全になる。

　このような状況に一定の変化を与えたのが医療事故調査制度である。2015 年 10 月から、「医療に起因する予期せぬ死亡または死産」を「医療事故」として法的（医療法）に定義し、医療事故の原因を分析し、再発防止策を図ることが全ての医療機関に義務付けられた。本院は、この制度を活用し、医療事故を報告し、調査するプロセスを積み重ねてきた。事実に基づいて調査することに徹し、得られた知見を医療の質向上や安全管理体制の強化に活かしてきた。事故調査から学ぶことは多い。事故調査とは、「期待していた結果から外れ、悪い結果に至った医療を対象に、

その医療提供のプロセスを検証する」作業である。医療事故の判断に過失の有無は関係しない。また、過失がないという分析・評価に至った事例であっても、事故事例から学習し、改善につながった経験は多い。

ところが、知人の複数の医療安全管理者から、報告すべき案件であると考えながら、病院の顧問弁護士や病院執行部の考えによって、報告することができず、悩むということも聞いている。報告へのハードルが高い医療機関も多いと推察される。その原因の1つに、患者・家族との対話への不安があると思われる。筆者自身も、ご遺族に対応することに何の不安もない、というわけではない。相当の非難を受けたこともあるが、職責に伴うものである。一方で、過去の経験においては、筆者が信じ難いほどの赦しを得たことがあったり、また、調査に対するねぎらいや感謝の言葉を受けたこともあった。また、医療者からも、調査への感謝の念を聞いてきた。医療者として患者・家族に誠実に対応することは、診療における基本であり、患者が亡くなられたとしても、そのことは何ら変わらない。

適切なプロセスに則って事故後に対応することにより、医療者自身も安堵し、守られる。本稿は、公的に語られることが少ない事故対応の実際についてまとめたものである。

1. 死亡事例の把握

死亡事例が速やかに把握できることが出発点となる。本院では、電子カルテに登録された「死亡」を、期間を定めてリスト化するアプリを医療情報部門の職員が開発した。これとは別に、死亡退院の場合には、当該診療科の医師が死亡について電子報告システムに入力する。その際、死亡について、医療に起因したか否か、予期したか否かについて、報告書に記入することになる。前者のアプリシステムと後者の医師からの報告を照合することで報告漏れを無くしている。また、前者は、外来患者にも適用され、死亡の登録があれば、把握することができる。医療安全管理部門は、2つのシステムをもとに、死亡事例を把握した上で、診療録をレビューする。

医療事故の定義に当てはまるかどうか、検討し、週1回開催される医療安全管理部門の会議にて、事故事例に該当するか否か暫定的な審議を行う。正式な審議は1カ月に1回開催される医療安全管理委員会にて行う。

　以上のような報告すべきか否かの業務フロー以外に、事故対応の初動の業務フローがある。法律で定義された医療事故として報告するかどうかにかかわらず、検証が必要な死亡の可能性があると現場の医療者が考えた場合には、直ちに電話等で医療安全管理部門に連絡が入る。現場からの第一報により、今後検証の可能性があると医療安全管理部門が判断した際には、血圧、脈拍や血中酸素飽和度等の生体情報がモニタ管理されている場合には、そのモニタリングのデータを保全する。一般的にはモニタリングの全記録の容量は膨大であるため、その全てが電子カルテには連携しておらず、定時の値を転記する作業がなされている。よって、それ以外のデータを保全したいのであれば、別の方法が必要になる。

　本院では、必要時に印刷できる機能をメーカに作成依頼し、「5分毎表記」等の設定に応じたデータを出力・印刷できる仕組みをとっている。また、血液検体の保全、使用した医薬品、医療機器等の保全を行うことがある。

　事故対応の初動については、経験のある医療安全管理部門が行うことが適切である。特に急変時には、迅速な救命処置が実施されていたかどうか、分単位で評価が必要になる。そのため、時刻の正確性には特段注意を払う。どの時計を参照して、診療録に時系列が記載されたかを確認し、その時計の時刻が正確かどうか確認する。電子カルテの時刻表示が正確であり、これに基づくことを推奨しているが、個人所有の院内携帯電話の時刻を参照した場合には、標準時とのずれを計測し、時刻を補正する。このようなことは、事故発生後直ちに行っておかなければ、後からでは事実確認できない。医療機器を使用していた場合には、その医療機器に時刻が設定されていることがある。何時何分何秒にどの操作をしたのか、という操作履歴も内部に記録されている。これも直ちに保全しなければ、上書きされて、情報は失われる。この内部記録を取り出すには、医療機器メーカに依頼して情報を印字してもらう必要がある。

　本院では上記のように、死亡事例を把握する仕組み、ならびに、死亡報告に対して調査の初動を始める仕組みを備えている。医療安全管理室には医師、看護師、薬剤師が在籍しているが、いずれの職種も事故発生時に初動することができるように「院内事故調査の指針」[1]に具体的な作業手順を現場スタッフ、医療安全管理部門スタッフ別に記載している。

2．ご遺族への説明（死亡時）

　患者・家族への説明は、死亡以前から始まる。予期せぬ急変があった時点で、直ちに医療安全管理部門に連絡が入るため、誰がどのような場を設定して、患者・家族に説明するかを検討し、適切な場を設ける。通常の臨床プロセスから逸脱がない状況が想定される際には、主治医を中心とした診療チームが診療経過について説明することを原則としている。

　しかし、標準からの逸脱が想定される場合、もしくは、過失が明白な場合には、最初から医療安全管理部門が同席し、また、患者相談窓口の事務職員も同席する。患者側から、主治医には伝えにくいこともあるため、患者相談窓口に連絡してもらう仕組みを紹介する。このように、診療チームからの説明が主となるものの、医療安全管理部門や患者相談窓口職員が患者から相談を受ける際に、診療チームが同席しない場を持つこともある。

　死亡の際には病理解剖や死亡時画像診断について、患者家族に説明するプロセスがある。通常の臨床プロセスから逸脱がない状況が想定される際には、診療チームの医師から説明するが、逸脱が想定される際や、医療事故報告対象となる状況が想定される際には、医療安全管理者が同席し、病理解剖の目的等を記載したパンフレットを用いて、遺族に説明する。

　本院では、京都府医師会（医療事故調査支援団体）が作成したパンフレットを用いてきたが、最近、医療事故調査・支援センターもパンフレットを配布したので、今後、これを用いる予定である。説明した上で、同意が得られないこともある。その場合は、何を用いて説明し、その結果同意が得られなかった、というプロセスを診療録に記録する。

　本院は、2015年10月から2020年9月までの5年間で15件の医療事故報告を行っている。そのうち、病理解剖を実施しなかったのは5件ある。5件のうち、画像診断で死因が確定したものが2件、自宅で急変されて他院に搬送されて死亡されたものが1件、解剖の説明をしたが、解剖に同意されなかったものが2件である。

　なお、同意を得られなかった2件は、病理解剖の説明に医療安全管理部門が同席していない。この2件以降は、可能な限り、医療安全管理部門が説明に同席している。

　医療安全管理部門が説明に立ち会うのは、医療事故として報告する可能性が高い

場合である。解剖を依頼する理由として、今後、死亡を医療事故として届ける可能性があることも併せて伝え、解剖をしなければ検証が困難になること、また、解剖に同意されなかった家族の中には、後から解剖しなかったことを悔やむ方もおられるとお伝えしている。この際には、医療事故調査・支援センターが配布しているリーフレットを用いて、医療事故調査制度も含めて説明する。ただし、実際に報告するかどうかの判断は病院として決定し、医療安全管理部門単独が判断するものではない、という手続きの概要も伝えておく。以上のような説明の下では、解剖への同意率が高まると考えている。

　また、予期せぬ死亡事例では、ご遺族も動揺され、頭が真っ白になって、説明した事項を覚えておられないこともある。そのため、説明にはできるだけ文書を用いる。例えば、ある程度事実関係がまとまっていたら、その時点でわかっていることを文書にしてお渡しすることもある。

　さらに、今後の連絡窓口として、事務担当者を紹介する。病院で過ごす際の家族待機室の準備等も事務が行う。小さなことであるかもしれないが、駐車料金の無料化手続き等、家族の金銭的負担が少なくなるように、病院として関与できる範囲のサービスを提供する。遠方から急遽駆け付けた家族に対する滞在場所の確保も必要である。

　以上のことを組織として提供できるように、患者相談窓口の事務部門と連携している。これらのプロセスは、対応者間での振り返りも行っており、不備があれば次の機会に改善につなげる。

3. 関係者へのヒアリング

　ここでは、重大事故発生時のヒアリング方法について現状を述べる。まず、医療者へのヒアリングについては2通りがある。個別にヒアリングする方法と、グループでヒアリングする方法である。順序としては、グループのヒアリングを最初に行う。ここでは、事実の時系列を整理することが目的である。時刻や発生した事実の順序等を関係者が確認する。とりわけ、急変後の対応には、多くのスタッフが関わり、刻々と状況が変化しており、混乱がある。順番を正しく並べ、時刻合わせをするためには早く集まるのがよい。関係者の記憶の薄れないうちに事実確認を行う。急変

対応でスタッフが身体的、精神的に疲労している中では、事実のみを確認する。なぜそのような対応をしたのか、という背景要因には踏み込まない。

　これと対照的に、個別のヒアリングは、状況が落ち着いてから行う。落ち着いた環境で、時間を確保し、個人と医療安全管理部門のスタッフ2名程度で対話しながら、そのときの当該者の気持ちや感じたことを率直に話してもらう。ヒューマンエラーは発生し得る。それを誘発しやすい周囲の状況があったかもしれない。そのあたりについて伺うことにしている。背景要因を話してもらえるには、信頼関係の土台が必要である。

　患者家族へのヒアリングも行う。死亡する前から医療安全管理部門が患者家族と話を始めることもあれば、自宅や他院で死亡された事例では、死亡から時間が経ってから、突然、家族に電話をして、死亡が医療と起因していたかもしれない、ということから会話を始めることがある。

　患者家族からの情報には、病院が把握していない情報が含まれる。関係者（医療者、患者家族）からのヒアリング内容を加え、事実経緯を整理し、文書にする。その際、専門用語には注釈を入れたり、略語はできるだけ使わないようにしたりするなど工夫を加えている。調査委員会開催までに、事実経緯を取りまとめた文書をご遺族に送付し、確認してもらう。医療事故後、遺された遺族は、何があったのかを知りたいと考えておられ[2]、この事実経緯の整理は、その願いに対応するものともいえる。

　ご遺族には、調査委員会までに質問したい事項をまとめていただき、病院にお伝えいただくようにお願いしている。そうすることで、何を明らかにしてほしいと願っておられるのか、事前に病院側が理解できる。ときに、医療者とは異なる視点からの疑問点が出ることがある。

4. 医療安全管理委員会での審議

　ヒアリングと並行しながら、医療安全管理委員会での審議の準備を行う。ここでは、事例そのものを検討するのではなく、医療事故として報告するか否かという審議を行う。医療行為に起因するかどうかが明確でない事例、つまり、病状の悪化による死亡が含まれることもある。あるいは、死亡を予期していたとしても、予期していた経過とは異なる経過によって死亡に至ることもあり、これも報告対象とする。

死亡の可能性を診療録に記載していたり、患者・家族に治療前に説明した場合が全て報告対象から除外されるならば、死亡の可能性について必ず言及しているような脳や心臓の手術やハイリスクの臓器移植手術が、事故報告対象から、一切、除外されてしまうことになる。

　本院の報告の1例目は、独歩で来院され、時間内に受診され、数日前からの肩の痛みを訴えた事例であった。胸部CT検査と心電図検査も行った上で異常が認められず、痛みも和らいでいるということであったので、経過観察とし、帰宅された。帰宅後に強い疼痛があり、救急車で来院され、大動脈解離が判明した。初診時のCT検査では事後的に確認しても病変部が指摘し得ず、2回目来院のCT検査で診断が確定した。原病による死亡であり報告に該当しないという考えと、初回の診察は「医療行為（診断）」であり、その時点では死亡を予期していなかったのであれば報告対象であるという考えがあり、後者をとった。

　本院の2例目の報告は、当該診療科の医師から、手術後早期に急変し死亡した事例について事故調査してほしいと要望を受けたものである。死亡に至った経緯が明確ではないので、外部に評価してほしいということであった。ただし、当該事例は、高難度手術であり、死亡のリスクが高いことを説明の上、同意されて提供した治療であった。

　これらの2事例を報告対象とするにあたり、「医療安全調査機構報告に対する京大病院としての判断基準」を規定し（2016年6月）、「死の転帰をとる可能性について、診療行為（診察のみの場合を含む）時にカルテに記載されていない院内死亡」「死亡に至る経過が予期していたものとは異なる場合」を報告対象とする、と明記した（**図表1**）。また、判断に苦慮する場合もあるが、本院では、迷った場合には報告することにしている。その調査の結果、原病の進行による死亡であったことが判明する場合もある。報告に対する院内の軋轢はなく、報告することを恥じる文化がないことは、医療安全管理者としてありがたい。

図表1　医療安全調査機構報告に対する京大病院としての判断基準 （2016年6月）

□　死の転帰をとる可能性について、診療行為（診察のみの場合を含む）時にカルテに記載されていない院内死亡

□　死の転帰をとる可能性について、診療行為（診察のみの場合を含む）時にカルテに記載されていた場合であっても、明らかな過誤により死亡に至る場合

□　死の転帰をとる可能性について、診療行為（診察のみの場合を含む）時にカルテに記載されていた場合であっても、死亡に至る経過が予期していたものとは異なる場合

5．医療事故・調査支援センターへの報告

　医療安全管理委員会で報告対象と決定されれば、当該診療科とご遺族に報告対象となったことを伝える。センターに連絡し、所定の様式に報告内容を記入し、報告する。

6．医療事故調査支援団体への支援依頼

　5．のセンターへの報告と同時に、京都府医師会内に設置されている医療事故調査支援団体にも連絡し、外部委員の派遣を依頼する。手術等の侵襲的行為によるものであれば、当該手術の専門家2名に依頼することが多い。また、術後管理に看護師が関わっているようであれば、看護師を、また、医薬品が関わっている場合には、薬剤師の派遣を依頼する。病院の医療安全管理の問題を検証してもらいたいときには、医療安全管理の専門家の派遣を依頼する。

　京都府には2つの大学病院があることから、異なる医局出身者の専門家を依頼す

る仕組みが備わっている。医療事故調査支援団体から薬剤師会や看護協会に依頼するルートが確立されているので、１カ所への依頼によって関係支援団体の協力が得られる。外部委員の日程調整までを支援団体が行い、本人は複数の調査委員会日程の候補日から、院内の委員が出席可能な日程を選択し、支援団体に伝える。日程調整も含めて支援が受けられる仕組みがあり、通常であれば、依頼してから外部委員が決定するまで１～数カ月である。

7．調査委員会開催

　調査委員会までに、事前に外部委員には事実経緯やヒアリング結果、関係資料等を送付している。手術動画等も送付している。これにより、当日は、事実関係の簡単な確認の後に、死亡に至る機序、診療プロセスの妥当性について検証できる。

　診療プロセスの検証は、一部の行為に対するものだけではなく、診断、適応判断（治療選択肢）、インフォームド・コンセント、治療、患者管理の各プロセスにおいて、診療経過の流れに沿って、標準と比較した上で、評価する。院内のマニュアルや手順書とも照らし合わせる。調査委員会での議事録、これを踏まえた調査報告書案を作成し、各委員に送付し、追記や修正をいただき、必要があれば、調査を追加し、調査委員会報告書を完成させる。

8．ご遺族への説明（調査結果報告）

　本院では、ご遺族への説明は、調査委員会の院内委員が行う、としている。外部委員は、調査報告書を完成させることによって、委員を終了となる。調査報告書を受領するのは、管理者（病院長）である。以後の説明責任は病院にある。現在までに全ての説明に医療安全管理者の専従の医師（筆者）が関わり、全体を把握している者の立場で説明してきた。過失の明白な事例では、病院長や副病院長と共に説明し、謝罪する。

　調査結果報告の前に、事前に報告書をご遺族に送付してから、面談の場を設定しており、面談までにご質問があれば、患者相談窓口で受けることもある。あるいは、当日、疑問点について質問を受けることもある。筆者は、理解と納得は異なると考

えており、ご遺族は、発生した事実を理解することはできても、納得するかどうかは別である。過失があれば、当然、納得は難しいであろう。「理解したが納得できない」という意見も今まで何度もいただいている[3]。病院側にできることは説明責任を果たすことである。

　ただし、何度も話し合っているうちに、よい関係に転じることも経験している。あるご遺族は、死亡後に頭が真っ白になったが、その後、何度も話をする中で、今となっては、死亡後に一緒に時間を過ごした同志のような気持ちになった、と表現された。

9．事故調査によって得られるもの

　筆者は、医師や看護師といった専門職は、自分自身の行動や判断に責任を持つ職種だと考えている。もちろん、ヒューマンエラーの中には、環境要因が大きく影響することも多く、個人の責任を追及するつもりは全くない。ただし、個人責任を追及しないことと、説明責任を果たすことは、別であり、両立すると考えている。

　死亡事例ではないが、非常に印象に残っている事例があるので、言及する。医師の判断誤りにより診断が遅れ、1年ほど経過し、診断遅れが判明した事例があった。事実が判明した時に、すでに当該医師は、遠方の地に転勤していた。患者や家族は、当然、当該医師から説明を受けたいと希望した。筆者が躊躇しながら、当該医師に連絡したところ、これは自分が説明し、謝罪する必要がある、として、遠方より患者と家族に説明するために、休暇を取り、来院された。開口一番、このことは、全て自分の責任であり、弁解の余地はない、ということを明確に述べ、謝罪された。それを聞いた患者本人や家族は、その言葉を聞いて医師の気持ちが伝わったので、これからは治療に専念する、ということで、治療に前向きになられた。説明責任を果たすことは、患者家族が次のステップに進むためにも必要であると実感した。当該医師も、説明できてよかった、知らせてくれてありがたかった、ということを後から話された。医療事故発生では、患者側だけでなく、医療者側も心を痛め、精神的に不安定になることがあるが、事故についてオープンに話をすることは、患者側のみならず、医療者側にとっても必要なことである[4]。

　医療を提供することは、よい結果に結び付くこともあれば、残念ながら、有害事

象に至ることもある。その過程で、ヒューマンエラーが関与することもある。本院も過去に医療事故を何度も経験し、その中では、オープンに話をすることができなかった事例も経験している[5]。これらの経験を通じて、組織として学んだことは、医療事故が発生した場合には、当該医療者と一緒に組織として対応すること、そして、説明責任を果たすということである。制度の趣旨を理解し、公正性、透明性の確保された方法[6]で医療事故調査を行うことは、医療安全文化を育む大きな推進力になると考え、患者のみならず、医療者側にとっても利益が大きいと考える。

　本稿で言及した医療事故事例は、京都大学医学部附属病院医の倫理委員会にて個人が特定できない範囲で発表することについて承認を得たものである（R-2845）。

■参考文献

1）松村由美. 京大病院院内事故調査の指針──医療安全管理部における対応の実際、メディカルレビュー社、東京、p.3-115、2016.

2）豊田郁子. うそをつかない医療－患者と医療者をつなぐ仕事　亜紀書房、東京、2016.

3）松村由美. 医療事故調査制度：患者と医療者の対話促進の視点から　医療の質・安全学会誌 10（4）：25-29, 2015.

4）松村由美. 医療事故発生時の「第二の被害者」への支援　患者安全推進ジャーナル 60：12-16, 2020.

5）松村由美. 医療安全管理者の立場からみた医療事故調査制度　法律家と医師が解明する　動きだす医療事故調査制度　SCICUS、東京、57-60, 2015.

6）一般社団法人 全国医学部長病院長会議：医療事故調査制度ガイドライン（平成 27 年 11 月 20 日 ）https://www.ajmc.jp/pdf/27.11.20iryoujiko-guideline.pdf

追記：京大病院の具体的な取り組みについて

●常に連絡を受ける体制

　私たちは、医療現場から第一報が上がってくるという文化を重要視している。上がってくる報告が緊急を要する場合は、すぐに私の携帯電話に連絡が入る。そのため、私はこの10年間、毎日、枕の下に携帯電話を置き、すぐに出られるようにしている。緊急を要しない場合は、インシデント報告を待つ。

　京大病院のインシデント報告数の推移を、**図表2**に示す。最近は1万件ほどで推

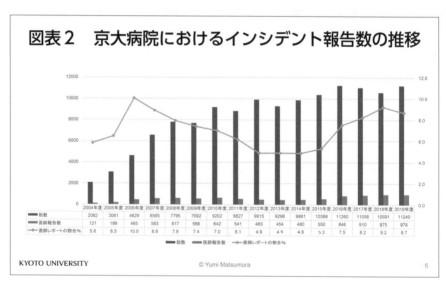

図表2　京大病院におけるインシデント報告数の推移

	2004年度	2005年度	2006年度	2007年度	2008年度	2009年度	2010年度	2011年度	2012年度	2013年度	2014年度	2015年度	2016年度	2017年度	2018年度	2019年度
総数	2082	3081	4629	6565	7795	7692	9202	8827	9915	9296	9881	10388	11260	11056	10591	11240
医師報告数	121	199	465	583	617	566	642	541	483	454	480	550	846	910	975	976
医師レポートの割合%	5.8	6.5	10.0	8.9	7.9	7.4	7.0	6.1	4.9	4.9	4.9	5.3	7.5	8.2	9.2	8.7

■総数　■医師報告数　―医師レポートの割合%

KYOTO UNIVERSITY　　　　　© Yumi Matsumura　　　　　5

移している。インシデント報告を受けての対応としては、外部委員を加えた調査委員会を持つことや、合同カンファレンスを開くなどである。**図表3**の破線で囲ったところは、報告書を作成しているものだ。私は2011年に着任したので、その年以降の表となる。右上の枠で囲った2015年から2019年の外部委員を含めた事例調査会の件数が多いことに気づくであろう。これは、2015年に医療事故調査制度が始まったからである。2015年以降、外部の委員を入れて検証するようになった。

図表3　インシデント報告を受けての対応

年度	2011	2012	2013	2014	2015	2016	2017	2018	2019
外部調査委員を含めた事例調査会	3	0	0	0	3	4	4	4	3
内部調査委員による事例調査会	0	0	0	0	0	0	1	0	0
外部の専門家を交えた合同カンファレンス	0	0	0	0	0	0	1	0	2
内部の専門家を交えた合同カンファレンス	4	4	6	7	7	7	4	1	3
外部専門家からの意見（書）	1	0	1	3	0	0	2	1	0
内部専門家からの意見（書）	0	0	0	0	1	0	1	0	0
安全管理室による事例調査	130	102	183	100	56	43	38	28	30
当該部署，または関連WG内での調査	79	62	23	11	7	8	40	60	25

2015〜2019年：外部委員含む調査委員会　18件
うち，医療事故調査制度に基づくもの　　15件

●報告件数とその内容

　実際にどのように、医療安全調査機構に報告してきたのかを説明する（**図表4**）。一番左が、機構が定める報告項目だ。死亡された患者が、入院患者か、外来患者か、さらに解剖がされたかが記載される。

　入院患者の死亡事例については、全例把握できている。ただし、外来患者の死亡の把握は難しい。死亡が確認できた外来患者は2人いる。1人は、自宅で急変され、

図表4　医療安全調査機構への報告件数と内訳

	入院・外来（死亡時）	解剖	対面での結果報告なし
徴候，症状	入院2例	なし2例	
検体採取	入院1例	病理1例	
画像検査	入院1例	病理1例	
投薬・注射（輸血を含む）	入院5例，外来1例	司法1例，病理3例，なし2例	1例
手術	入院6例，外来1例	司法2例，病理4例，なし1例	1例

外来2例は，自宅で急変され他院で死亡1例と自宅で死亡されているのを発見された1例

解剖なし（5例）の内訳：
画像診断で死因が確定　2例
解剖に同意されなかった2例
自宅で急変され他院で死亡1例

対面説明を希望されず，報告書郵送となった2事例はセンター調査を申し込まれた

他院に救急搬送され、死亡した。その搬送先の病院は、医療安全管理室が良く機能していて、レビューされていた。その患者は、京大病院で処方された薬の影響があるのではないか、という連絡が電話で入った。そこで、ご家族に電話をかけ、「この件については調査をさせていただくかもしれない。プロセスとしては、院内の医療安全委員会で話し合い、決めてから改めてご連絡差し上げる」と説明した。そして、実際に調査を始めた。

●外来患者の死亡例も報告する

　もう１人の外来患者については、外来に初めて来られることになっていたが、来院されず、ご自宅で亡くなっておられるところを、親族によって発見された。この場合も、手術によって亡くなられた可能性があるということだった。ただし、このケースでは、ご家族からではなく、警察からの連絡であった。亡くなられたときには、医療関連死であるかどうかはわからなかったため、司法解剖が行われ、その３カ月後に結果がわかった。ただし、司法解剖の結果は知らされず、警察からは手術時の創部からの感染が疑われるとだけ言われたので、医療事故調査を行った。こういった外来での死亡例の場合は、ご遺族に連絡しなければならないし、事故調査を行うなどの手続きについても話をしている。

　解剖の際には、医療に関連した死亡の時は、警察にも連絡をしている。警察の判断で司法解剖となった事例もある。その場合は、司法解剖結果が知らされないというデメリットがある。解剖するかどうかは、警察の判断を仰ぐようにしている。**図表4**の一番右端に示すのは、事故調査をして、結果を報告書にまとめた際に、通常は対面で報告するが、対面で説明ができなかった事例が２件あることを示している。この例では、報告書を郵送した。このような場合は、病院との関係性がうまく構築できず、センター調査が申し込まれている。

●まず、医療事故調査制度の説明をする

　私は、院内医療事故調査をする前に、センター調査についても、日本医療安全調査機構が作成したパンフレットを使って説明している。京大病院が行う調査結果に納得できない場合や、他の意見を聞いてみたいと思う場合は、センター調査があるということを説明している。私自身は、センター調査はセカンドオピニオンのよう

図表5　医療事故報告件数

	医療安全調査機構	医療機能評価機構
2015年10月〜2021年2月	17件	14件（医療安全調査機構との重複：10件） 4件は自殺事例（"特に報告が求められる事項"） ※　死亡事例に限定した数字

医療安全調査機構への医療事故報告
京大病院としての判断基準（2016年6月　病院協議会にて承認）

- 死の転帰をとる可能性について，診療行為（診察のみの場合を含む）時にカルテに記載されていない院内死亡
- 死の転帰をとる可能性について，診療行為（診察のみの場合を含む）時にカルテに記載されていた場合であっても，明らかな過誤により死亡に至る場合
- 死の転帰をとる可能性について，診療行為（診察のみの場合を含む）時にカルテに記載されていた場合であっても，死亡に至る経過が予期していたものとは異なる場合

KYOTO UNIVERSITY　　　　　　　　　　© Yumi Matsumura　　　　　　　　　　8

なものではないかと思っている。大切な家族が亡くなったわけなので、当然ながら納得できないこともあるであろうし、センター調査を申し込んで、意見を聞きたいと思われる方もいると思う。

　実際の医療事故報告件数を示す（**図表5**）。5年半ほど経過しているが、京都大学病院では17件報告している。センターへの報告以外に、医療機能評価機構にも報告をしている。同じ期間に14件の報告がある。この乖離は、医療安全調査機構は、診療関連死の報告であり、過失が全く疑われない事例も、予期しない死亡例の場合は報告することになっている。医療機能評価機構と重複しているのが10件ある。あとの4件は自殺の事例である。この4件には外来患者も含まれる。医療機能評価機構では自殺も報告することになっている。

●定義を決め、ぶれないことが大事

　予期の定義がぶれることがある。京大病院の場合は、たとえ高難度で死亡を予期していた場合や、患者に死亡の可能性を説明していた場合でも、説明した経過と異なった経緯で死亡した場合は、医療安全調査機構に報告するようにしている。これは、現場の医師の要望からである。自分たちは、死亡率が3割ほどあるたいへん難しい手術をした。手術には24時間以上かかった。医師は自分なりにはうまくいったと思っている。しかし、術後に患者が亡くなられた。「だから調査をしてほしい」

というのだ。このような場合、定義をしっかり決めていないと院内でブレが生じる。そこで、病院で決めたのが、表に示す3点になる（**図表5**）。

●京都では、医療事故調査支援団体が報告を推奨し、支援している

　私たちの病院では詳細に事実経緯を記載するようにしている。事実経緯が患者との間で、理解が異なることを避けたいためである。そのため、報告書のページ数は多くなる。1年以上入院している患者であれば、当然ながら、いろんな事実があるわけだ。

　医療安全調査機構は、グラフ・表に示すように、さまざまなデータを取っている（**図表6**）。その中に、報告書のページ数についての調査結果がある。最多のものが記載されている。調べてみると、すべて京都大学病院の症例であった。

　京都府も医療事故調査支援団体で、非常に熱心に行っている（**図表7**）。さまざまな組織に外部委員も派遣している。最も多い依頼は、「医療安全管理者を派遣してほしい」ということだ。つまり、事故調査の方法も含めて、医療安全管理者がかかわることで、きちんとした調査ができるということを希望する人が多いということだ。当然、京都大学の系列の病院には私は行かず、府立医科大学の方が行く。そして、逆の場合は、私が行く。このように京都府では、支援が行われている。その

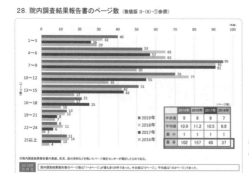

図表6　本院は院内報告書には事実経緯を詳細に記載
そのために報告書のページ数は多くなる

出典：医療事故調査・支援センター　2019年　年報

KYOTO UNIVERSITY

© Yumi Matsumura

9

図表7　京都府医療事故調査支援団体連絡協議会

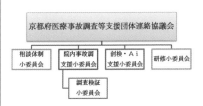

- 各専門医会の医療安全担当者に研修を実施
- 支援団体に外部委員派遣依頼があれば，事務担当者が各専門医会，看護協会，薬剤師会等に専門委員の派遣を要請
- 京都大学の事案であれば，京都大学出身や医局と関連しない医師を派遣
- 最多の派遣希望は，「医療安全管理専門家」

KYOTO UNIVERSITY　　　　© Yumi Matsumura　　　　10

図表8　京都府からの医療事故発生報告は多い

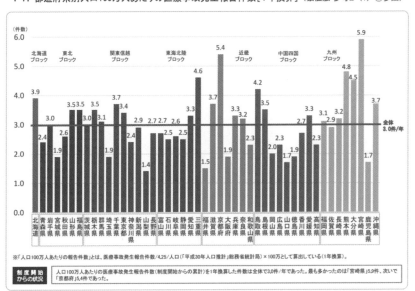

14．都道府県別人口100万人あたりの医療事故発生報告件数［1年換算］（数値版 参考2-(1)-⑦参照）

※「人口100万人あたりの報告件数」とは，医療事故発生報告件数÷4.25／人口（「平成30年人口推計」総務省統計局）×100万として算出している（1年換算）。

制度開始からの状況　人口100万人あたりの医療事故発生報告件数（制度開始からの累計）を1年換算した件数は全体で3.0件／年であった。最も多かったのは「宮崎県」5.9件，次いで「京都府」5.4件であった。

出典：医療事故調査・支援センター　2019年　年報
© Yumi Matsumura

KYOTO UNIVERSITY

ために、京都府からの医療事故発生報告は多い（**図表8**）。最も報告事例が多いのは、毎年、宮崎県である。これは、宮崎県医師会が非常に頑張っておられるからだと聞いている。

4. 医療事故調査を再発防止に つなげるために

～群馬大学事故調と産科医療補償制度から学ぶ～

勝村 久司

群馬大学に設置された2つの院内事故調査委員会の意味

医療事故調査を再発防止につなげていくためにはどうすれば良いか。

その1つのヒントが、2016年7月30日に報告書がまとめられた、群馬大学医学部附属病院の医療事故調査である。この報告書は、現在も同大学のホームページで公表されているが、この事故調査の経緯は以下の通りだ。

同病院は、2010年12月から2014年6月までの間に確認された92例の腹腔鏡下肝切除術のうち、58例が保険適用外の疑いがあり、その内の8例が術後4カ月以内に亡くなっていたことが発覚し、病院は2014年夏に1つ目の事故調査委員会を立ち上げた。その委員会には5名の外部委員が含まれているとされていたが、そのうちの4名は、最初の会議に出席を依頼されたのみで、それ以降は会議に呼ばれておらず、実質的に議論に参加できていなかった。しかも、参加を続けた残りの1名は、病院の顧問弁護士であり、外部委員と呼べるものではなかったのである。さらに、2015年3月にまとめられた報告書の内容を遺族に説明する際に、病院側が勝手に加筆した箇所があったことがわかるなど、事故調査のあり方自体が大きく批判され、信頼性が揺らぐこととなった。

　そのため大学は、2015年8月末に、完全に外部の委員だけからなる2つ目の新たな事故調査委員会を設置し、調査をやり直すことを決めた。新たな委員会は6名で構成され、筆者も委員の1人となった。

　この委員会は、1つ目の委員会が対象とした腹腔鏡下肝切除術死亡8事例に加え、開腹肝切除術死亡10事例を併せた18事例の事故を対象にした。そもそも、群馬大学の腹腔鏡手術の事故は、千葉県立がんセンターで同様の事故が多発したことがきっかけで発覚したものであり、全国的に腹腔鏡の手術の安全性が問われる状況だった。加えて、群馬大学では、腹腔鏡ではない通常の開腹手術でも死亡事例が相次いでいたことが発覚したため対象が拡大された。

　外部委員だけの2つ目の委員会が設置されたのは、医療事故調査制度が始まる1カ月ほど前であり、それはまるで、その後にできる医療事故調査制度の先行パイロットのようなタイミングだった。

　群馬大学は、そのような時期に、1つ目の「外部委員を入れた院内調査委員会」と2つ目の「外部委員だけの委員会」の2つの事故調査委員会を設置したわけだが、この2つはそれぞれ、医療事故調査制度における、「院内調査」と「センター調査」に該当するかというと、全くそうではない。2つ目の方の委員会も、委員は外部委員だけではあったが、運営事務局も大学が担い、会議も大学、または大学が準備した会議室で行われ、調査のための資料を作成したのも大学の医療安全や事務担当者であり、実質的には、広い意味で院内調査である。

　つまり、これらの2つの事故調査委員会は、あくまでも院内調査をやり直したのであり、結果として「院内調査はどのように構成されるべきか」「院内調査はどのように進められるべきか」ということを、社会に問いかけるものとなったのである。

　特に問題だったのは、1つ目の「外部委員を入れた院内調査委員会」には5名の外部委員が入っていたが、その内の4名が第1回目だけの参加という「飾り」になってしまっていたこと、さらに、外部委員の残りの1名の弁護士も、第三者の弁護士ではなく、病院の顧問弁護士であったということなのである。

　もちろん、外部委員も形だけでは信頼は得られないだろう。例えば、直近まで同病院の当該診療科で勤務しており、最近になって系列病院に異動した医師や、病院の顧問弁護士と同じ弁護士事務所に勤務している弁護士などを外部委員としているようでは、第三者性が確保されているとは言えない。

2つ目の外部委員だけの委員会のメンバー構成は、医師2名、看護師1名、弁護士1名、元ジャーナリスト・大学教授1名、患者代表1名だった。医療関係者も、当該診療科の専門性だけではなく、医療安全や看護に詳しい立場の者も入れるべきで、何より、医療関係者だけでなく、弁護士やジャーナリスト、患者の視点を入れることが欠かせないのである。

当時の群馬大学は、1つ目の院内調査のやり方が批判されたために、2つ目は外部委員だけの委員会を立ち上げるに至ったが、これからの医療事故調査制度における院内調査は、外部委員だけの構成にして病院側は事務方に専念するに越したことはないが、少なくとも、外部委員を中心とする構成にすることが必要だろう。

さらに大切なことは、外部委員、または、病院内の当該診療科から距離を置ける医療安全担当者が、一定の権限を持って、事故調査のリーダーシップをとり、責任を担っていく形を構成する必要があるという点だ。群馬大学病院の1つ目の委員会では、報告書が出来上がった後に、病院幹部が加筆していたことが問題となった。委員会は病院幹部からの独立性も確保しておく必要がある。委員長と副委員長は外部委員とすべきで、それらを内部委員に担わせる場合には、事故調査に関して、当該の診療科からも、病院幹部からも独立した権限を持つ医療安全の担当者が就任するべきだろう。

もし、群馬大学の1つ目の委員会が、これらの第三者性や独立性を確保できていたならば、2つ目の委員会は不要だったはずなのである。

事故調査を実施する際に求められるクリニカル・ガバナンス

それでは、医療事故調査制度における、「センター調査」に該当するものは、群馬大学の事故調査において存在しなかったのかというと、実は存在したのである。

群馬大学病院の2つ目の委員会では、個別事例の詳細な調査・検証については、対象事例が多くあったことに加え、肝胆膵外科という専門性も考慮して、日本外科学会に依頼している。そして、日本外科学会は、学会をあげて調査・検証を実施して、独自に報告書を作成している。これこそが、現在の医療事故調査制度における「センター調査」にあたるだろう。

つまり、専門性が高い場合や、その調査・検証に必要な人材を確保できなかった

場合は、センター調査を依頼すれば良いのである。一方で、院内調査を行う場合でも、医療事故調査等支援団体に認定された団体の協力も得られることから、基本的には、それぞれの病院の専門性の質や人材の量に合わせて、病院自らが、それぞれの事例にあった外部委員を選任し、院内調査によって原因分析と再発防止のサイクルを回していくことができれば、この医療事故調査制度ができた意味がある。

　ただ、専門性だけに特化し過ぎると、健全な論理と良識的な市民感覚が軽視されてバランスを欠いてしまうことも少なくない。特に、調査の元となる事実経過をどのようにして確定していくべきか、事故の背景を探り、再発を防止していくために必要なことは何か、などの議論については、群馬大学病院の2つ目の委員会のような幅広い立場の委員による視点を生かしていくことが必要だ。民事裁判でも、専門的なことは専門家に鑑定をしてもらうが、あくまでも、判決は、それらを参考に法律の専門家が下すのである。また、刑事裁判では、市民の代表の裁判員が評決している。決して、専門家が判決や評決をしているのではなく、専門家の鑑定を参考にしながら、専門家ではないものが判決や評決をする意義を理解し、そのような合議による事故調査の仕組みをつくる必要がある。

　それらを実現することが、事故調査を実施する際に医療機関の管理者に求められる、クリニカル・ガバナンスだと思う。

　奇しくも、群馬大学病院の2つ目の事故調査委員会の報告書は、その最後に「おわりに」として以下の文章を記している。

〈群馬大学病院事故調報告書「おわりに」〉
　これまで我が国の医療界では議論が不足していた、「日常診療の中に標準から逸脱した医療が登場した場合、それを早期に発見し、より安全な医療へと是正する自浄的な取り組みをするにはどうすれば良いか」という命題に対し、医療界の叡智を集めて解決することが求められる。

　これはまさに、「事故が起きても、それを繰り返してしまうことがないように、原因分析をして再発防止につなげていく」というクリニカル・ガバナンスを求めているのだ。

　医療事故調査制度ができるまでは、クリニカル・ガバナンスが弱い医療機関で事

故が繰り返された場合、それを止めるには、被害者が医療裁判を提起するか、医療者が公益通報（内部告発）するしか方法がなかった。それだけに、医療事故調査制度に期待をしていたが、実際に始まってみると、医療事故調査制度に基づく院内調査には、説明責任を果たすために、遺族からも事実経過を確認して、中立的に医療事故調査をして報告しようとしているとはとても思えないようなものが少なくない。病院側が一方的に主張する事実経過のみを根拠に、病院側の言い分のみを記載した院内事故調査報告書もある。それはまるで、病院側と患者側の間に立って、中立的な事故調査を実施していこうとする流れを止めようとしているかのようだ。

　そのような風潮は、一部の病院側の代理人弁護士らによって作られているのではないか、と感じる事件があった。それは、2016年8月27日付の読売新聞が「医療事故遺族を『遺賊』……医療安全学会代議員が講演」という記事で報じられた。医療事故の遺族を「遺『賊』」と表現したスライドを用いて、東京大学を会場とした医療安全学会の学術集会の中で病院の顧問弁護士を職業とする弁護士が講演したという報道だ。多くの医療機関で医療安全を担当する医療者が集まる学会の場でのことだった。参加者らから「問題があるのではないか」という指摘を受け、主催していた日本医療安全学会は、「発言は不適切であり、容認しない」とする声明を後日、学会のサイトに公開したという事件である。

　この発言は、ちょうど同じ学術集会の別会場で、医療事故の被害者遺族が医療に対して自分たちの経験や思いを語るセッションが開かれているときに、平行して行われていた。スクリーンに「遺『賊』」という文字を大きく映し出しながら、「遺賊が求めているのは金と、医師・看護師への処罰であって、原因究明や再発防止は関係ない」と話し、スライドにも同様の表現があった。このとき、それを聞いていた聴衆から、一斉に大きな笑い声が出て、一部の参加者は、憤慨する思いを超えて悲しい気持ちになった、ということが報じられている。一方で、発言者は「いわゆるモンスターペイシェントを指したもので、不適切な発言とは思っていない」と話しているとのことである。その後、この発言者は、この学術集会の前から、医療者向けの医療安全のための研修会でも、同じようなスライドを使って、同じような話を繰り返してきていたこともわかった。

　「賊」という漢字は犯罪者を意味するものであり、こうした表現や発言は、まさに、医療事故被害者への偏見の流布にあたる。当時の医療安全研修では、別の病院の顧

問弁護士の講演でも、医療事故被害者や遺族らを、モンスターペイシェントを略した「モンペ」という差別用語を使うような言い方で、誹謗中傷するようなことも繰り返されていたことがわかった。

　これらの講演は、ちょうど、医療事故調査制度が始まった時期の、「医療安全」と銘打った医療者向けの研修会だったのである。その頃の研修会では、病院の顧問弁護士を務める講師らから、この制度が始まった以降に医療事故が起こっても、医療事故調査をしないようにするノウハウや、医療事故として報告しないようにするためのノウハウを伝えるような講演も多かったと指摘する医療者もいる。

　医療事故が起これば、その原因を分析して再発防止に努めるべきなのに、事故には目を向けず、医療の外側の遺族への偏見を流布する姿勢は、まるで、事故の原因分析がなされて医療裁判が無くなったり、再発防止策によって医療の質が高まったりすることを抑止しようとしているかのようだ。

　医療事故調査が健全に実施されれば医療裁判が減り、再発防止策が講じられれば事故そのものも減少していく。そうすると、たしかに、病院の顧問弁護士の収入や仕事は減ってしまうかもしれない。だから、医療事故調査制度ができても、今までと何も変わらないようにしようとしているのかもしれない。しかし、そのような言動に左右されずに、健全に事故調査を実施することこそが、病院の管理者に求められるクリニカル・ガバナンスだと思う。

　病院内部に「改善すべき部分」があることを指摘する患者や内部告発者を敵視し、排除しようとしていると、事故は隠ぺいされ、繰り返されてしまう。「改善すべき部分」を改善していくことこそが、クリニカル・ガバナンスなのである。

日本の医療界は事故から学ぶことができるのか

　2005年春に、厚生労働省の「医療安全対策検討ワーキンググループ」が設置され、私も委員に就任した。その検討会は、報告書の前書きの中で「3つの柱」として下記の3点を挙げた。

I. 医療の質と安全性の向上
II. 医療事故等事例の原因究明・分析に基づく再発防止対策の徹底

Ⅲ．患者、国民との情報共有と患者、国民の主体的参加の促進

　実は、この内の 2 つ目を決めるにあたっては、意見が割れた。「医療事故から学ぼうとすると、医療が萎縮する」「医療事故から学ぼうとすると、医師たちは本当のことを言わなくなると思うがそれでもいいのか」というような意見だった。医療事故から学ばないようでは、医療安全は進まないと思うが、2005 年当時の日本ではまだそのような議論がなされている状況であり、医療界が医療事故と向き合って事故から学ぼうとした歴史は浅い。

　当時は医療界にも「リスクマネジメント」という言葉が広がり、医療安全を高める文化が広がりつつあったが、それらは「ヒヤリハット報告」や「インシデントレポート」というような、「もう少しで事故になってしまうところだった」という事例から学ぼうという取り組みであり、本当の事故であるアクシデントから学ぶシステムはそれまでの医療界には無かったのだ。

　激しい議論の末、結局、「医療事故等事例の原因究明・分析に基づく再発防止対策の徹底」という文言は報告書の柱として記載されるに至った。そして、翌年の2006 年に公布された医療法改正（いわゆる「第 5 次医療法改正」）に、「医療安全の確保」や「患者への医療に関する情報提供の推進」などが盛り込まれた。医療法に「医療安全」という概念が加わったのは、このときが初めてだったのである。

　一部の医療者や医療機関によって、先進的な事故調査やそれに基づく再発防止への取り組みはなされていたが、日本の医療界は、「事故から学ぶ」ことにはまだまだ不慣れな感があるのは否めない。

　それから約 10 年後の医療法改正（いわゆる「第 6 次医療法改正」）で、ようやく「医療事故調査制度」が創設されたわけだが、その少し前に一足早く、産科医療補償制度が、原因分析と再発防止を目的に始まっており、ここから学べることも多い。

産科医療補償制度の PCP サイクルと PCEP サイクル

　産科医療補償制度は、お産をしたときに何らかの理由で重度脳性麻痺となった赤ちゃんとその家族に保険金を支払う公的な補償制度だ。2009 年 1 月以降に出生した赤ちゃんを対象に始まり、全例で原因分析を行い、事故の再発防止につなげるシ

ステムを日本で初めてルール化した。現在、3,000 件近くの原因分析報告書ができあがり、その要約版はすべてホームページに公開されている。

　事故から学ぶということは、事故の原因分析をして再発防止策を講じることだ、ということに誰も異論はないだろう。ただ、**図表 1** に示すように、その「原因分析」を「再発防止」につなげるサイクルには 2 種類がある。

図表 1　医療事故から学ぶために必要な 2 つのサイクル
**　　　　（産科医療補償制度の場合）**

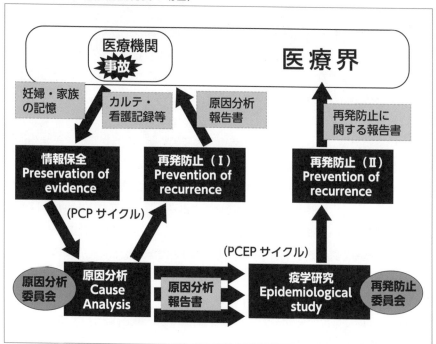

　1 つ目は「PCP サイクル」だ。最初の P は「プリザベーション」、つまり情報の「保全」である。そして C は「コーズ」で、原因の「分析」。そして、最後の P は「プリヴェンション」、再発の「防止」である。つまり、医療事故の事実経過を把握し、原因分析して、その結果を当該の患者・家族と医療者・医療機関の双方に伝えるというサイクルである。これによって、当該の医療者や医療機関は、同じような事故が起こらないようにするための最善の努力をすることができる。

　２つ目は「PCEP サイクル」だ。３文字目に入った「E」は、「エピデミオロジー」、つまり「疫学」研究である。「疫学」研究は、１つ１つの医療事故の原因分析結果を蓄積し、それらの結果を横断的に分析して、事故の傾向や共通の原因などを調査し、繰り返されて医療界全体に対して再発防止策を提言する機能だ。このサイクルは薬害の防止にも欠かせない。このサイクルがきちんと機能しないと、全国で被害が漫然と拡大し、繰り返されてしまうことにもなりかねないのである。

　産科医療補償制度には、**図表１**に示すように、「原因分析委員会」と「再発防止委員会」が設置されているが、これらの名前だけを見ると、原因分析の担当と、再発防止の担当のように見える。しかし、実際は、「原因分析委員会」は PCP サイクルの「C」を担い、「再発防止委員会」は PCEP サイクルの「E」を担っているのであり、それぞれのサイクルを回すエンジンの役割を果たしている。つまり、「原因分析委員会」は当該医療機関における再発防止を意識しているし、「再発防止委員会」は医療界全体への再発防止を目的としているのである。

産科医療補償制度と医療事故調査制度の大きな違い

　産科医療補償制度では、このような機能の健全性と効果を高めるために情報公開を進めている。

　まず、原因分析委員会は、全ての報告書の要約版をプライバシーに関する部分を削除した上で、ホームページに掲載して公開している。既に 3,000 件近くの事例の原因分析報告書が公開されているが、**図表２**のように、複数のキーワードを and 検索や or 検索を使って入力して、そのキーワードだけを含む報告書の要約版を抽出する機能もある。また、研究などを目的にホームページから請求すれば、それらの全文版もプライバシーに関わる部分を黒塗りした形で取得できる。

　一方、医療事故調査制度では、個々の事故調査報告書は要約版さえ公表されていない。医療事故調査・支援センターに提出された院内調査結果報告書も公表されていないし、センター自らが作成したセンター調査の結果報告書も公表されていない。これでは、医療事故調査の質が担保できない。

　産科医療補償制度は、全ての報告書を要約版として公表しているので、それぞれに質の格差があったり、統一性のない矛盾が含まれたりすると指摘されるから、報

図表2　産科医療補償制度（公益財団法人 日本医療機能評価機構ホームページより）

原因分析報告書要約版　条件検索

子宮収縮薬　　　　[and v] 検索キーワード2　　　　[and v] 検索キーワード3

● 検索する

【検索条件入力方法】
①1つ以上の検索キーワードを入力して「検索する」ボタンを押します。
②1つの検索キーワードは全角で10文字分の入力が可能です。（全角・半角の混在入力も可能）
③最大3つまでの検索キーワードを入力できます。
④検索キーワードは、選択した「and」または「or」で組み合わせて検索することができます。

全ての原因分析報告書（要約版）から検索されます。
原因分析報告書（要約版）の検索は、Google社のカスタム検索を利用しています。
・検索結果は、検索キーワードに対して関連性の高い順にページに表示されます。
・検索キーワードにスペースが含まれる場合は、Google検索の仕様により、AND条件で検索されます。
その他、Google検索の機能については、こちらをご参照ください。

▲ ページトップへ戻る

原因分析報告書（2021年）要約版

● 事例番号330199　● 事例番号330198　● 事例番号330197
● 事例番号330196　● 事例番号330195　● 事例番号330194
● 事例番号330193　● 事例番号330192　● 事例番号330191

告書の質が担保される。これが、情報公開の力だ。

　一方、医療事故調査制度の方は、事故調査の質に大きな格差があったり、事故調査ごとに評価や分析に矛盾が生じていたりしても誰もわからないし、それらを正して標準化していくこともできない。あまりにも質の低い事故調査が行われていたとしても、ただただ放置されてしまう。医療事故の遺族が、市民グループに相談に来る際に持参する院内調査の報告書には、調査の質が低いものは少なくないが、現状の医療事故調査制度は、その質を高めていくような機能を持ち合わせていないのである。一方で、センター調査の報告書は、私の知る限り、全て、一定の質が確保された健全な内容のものになっていると感じているだけに、公開されていないのは非常にもったいない。他の医療機関の医療者が、その報告書を読めないので教訓にすることができないし、医学、看護学の研究者や学生も見ることができないからだ。つまり、事故から学ぶことができないのである。

　また、産科医療補償制度の場合は、原因分析報告書を元に、毎年、「再発防止に

関する報告書」をまとめ、公表している。この報告書の内容も、健全になされているかどうかの国民のチェックが必要だ。もし、原因分析報告書が公開されていなければ、それらの原因分析報告書を十分に読まずに、実際に起こっている事故とは無関係のいい加減な報告書を再発防止委員会の委員たちが作成しても、そのことを国民はチェックすることができない。つまり、「原因分析報告書」が公開されなければ、「再発防止に関する報告書」の質の担保もできなくなってしまうのである。

　さらに、産科医療補償制度では、原因分析報告書の要約版を公表しているのに、医療事故調査制度が全く公表していないことによって、報告書の標準化にも格差が生じていることもわかりつつある。

　産科医療補償制度の原因分析報告書は、「臨床経過による医学的評価」の表現については図表3のようにすることが決められているし、「今後の産科医療の質の向

図表3　産科医療補償制度　原因分析報告書

〈表1：「臨床経過に関する医学的評価」に用いる表現と解説〉

表現	解説
適確である	正確で迅速な対応である。
一般的である	「ガイドライン」で推奨される診療行為等である、または「ガイドライン」に記載されていないが、実地臨床の視点から広く行われている診療行為等である。
選択肢のひとつである	他の選択肢も考えられるが、実地臨床の視点から選択肢としてありうると考えられる場合、専門家によって意見が分かれる場合、または「産科ガイドライン」の推奨レベルC（「胎児心拍数陣痛図の評価法とその対応」に関する評価を除く）で示された診療行為等に沿っていない場合に、「選択肢のひとつである」とする。
一般的ではない／基準を満たしていない	「産科ガイドライン」の推奨レベルA・Bもしくは「助産ガイドライン」で示された診療行為等で行われていない、または「ガイドライン」に記載されていない診療行為等であるが、実地臨床の視点から多くの産科医等によって広く行われている診療行為等ではない。ただし、前述のいずれにおいても、不適切、または誤った診療行為等であるという意味ではない。 ※評価の対象となる診療行為等について、「ガイドライン」で基準が示されている場合は「基準を満たしていない」を用い、それ以外の場合は「一般的ではない」を用いる。
医学的妥当性がない	「ガイドライン」で示された診療行為等から著しく乖離している、または「ガイドライン」に記載されていない診療行為等であるが、実地臨床の視点から選択されることのない診療行為等であり、いずれも不適切と考えられる診療行為等である。

図表4　産科医療補償制度　原因分析報告書

〈表2：「今後の産科医療の質の向上のために検討すべき事項」に用いる表現〉

表　現	推奨レベル
・〜も一つの方法である ・〜することを推奨する ・望まれる（望ましい） ・勧められる ・必要がある ・強く勧められる ・すべきである ・しなければならない	弱 ↕ 強

上のために検討すべき事項」についても、**図表4**のように取り決められている。このことで、再発防止のためには何をどの程度改善していく必要があるのか等が、非常にわかりやすくなっている。

　一方、医療事故調査制度では、センター調査の第一号の報告書から、これらに関する表現を加藤高志弁護士がピックアップしたところ、**図表5**のようになり、統一

図表5　センター調査第一号報告書の文末表現

- 適切であった。
- 適切であったと判断できた。
- 妥当である。
- 妥当であった。
- 対応に問題はなかった。
- 不適切とは言えない。
- 選択肢としてはあり得る。
- このようは判断となったことはやむを得ないと考えられる。
- 望ましい。
- 望まれた。
- 望ましかった。
- 必要がある。
- 必要であった。

感がなく、どの表現にどのような意味や重み付けがあるのかがわからず、標準化が
なされていないことがわかる。これでは評価も検討すべき事項もわかりにくいだけ
でなく、複数の事故調査報告書を疫学的に見て、傾向を調べていくことも難しくなっ
てしまうだろう。また、今後、これらが産科医療補償制度と同様に標準化されたと
しても、公表されなければ、それを再発防止に生かすことができないし、そもそも、
それが健全に活用されているかどうかの確認さえできないのである。

　このように、産科医療補償制度よりも後にできた医療事故調査制度の方が、明ら
かに、再発防止の機能が弱くなってしまっている。再発防止の機能が弱いというこ
とは、防げたはずの事故が繰り返されてしまう可能性が高くなってしまうというこ
とだ。

　国は、制度の目的と矛盾するこのような問題を放置せず、産科医療補償制度と同
様に、収集及び作成した医療事故調査報告書の要約版を公開していくべきだ。その
ために、至急に制度を改正する必要がある。

IV 「正直文化」の大切さ
（日本と外国の実状から）

1. 医療事故被害者は、何を求めてきたのか

篠原 聖二（医療過誤原告の会・副会長）

　医療事故の被害者・遺族という立場から、医療事故調査制度の課題について述べたい。

　この制度は「予期せぬ死亡」を対象としている。しかし最も大きな課題として、まず「予期せぬ死亡」かどうかをどのように判断するかということが挙げられる。この「予期せぬ死亡」の定義が曖昧で分かりにくい。ある治療に伴って一定の確率で起こる、避けられない症例を合併症と呼ぶが、私の息子の死因も、病院側によると予期せぬ合併症による「予期せぬ死亡」だった。

運動会を楽しみにしていたのに

　2000年10月20日、当時9歳の息子は、姫路赤十字病院で小児悪性リンパ腫の寛解後の治療中に間質性肺炎で死亡した。

　1999年10月、同病院の小児科部長から悪性リンパ腫の診断を受けた息子は、「小児悪性リンパ腫の治療はどこの病院でも同じ治療法を行い、この病院でもできる」という、標準的治療を行うような説明であった。同部長の説明を信用し、息子は入院して化学療法を受けることになった。翌年、6月6日に寛解を得て一度退院した。

　その後、病院から再発予防の維持療法が必要と言われ、同年9月11日から1週

間程度の予定で再入院することになった。9月23日には運動会があり、それには参加できると担当医から説明を受けていたので、息子も楽しみにしていた。

ところが、12日から治療を開始したものの、退院予定日の18日には、嘔吐・発熱・胸痛などの抗がん剤の副作用症状が現れ、とても退院できる状況ではなくなった。最終的には運動会に参加できるどころか、治療を開始した翌月の10月20日には間質性肺炎による肺の繊維化が進行し、亡くなってしまうという予期せぬ結果になった。

息子が亡くなった時、小児科部長から「間質性肺炎というのは、まれに見られる抗がん剤の副作用による合併症みたいなもの」という説明があった。しかし、今回受けた維持療法は再発予防のための軽微な治療で、治療から10日後に控えた運動会に参加できるという主治医の説明と、死亡という予期せぬ結果が納得できず、病院側に何度も説明を求めた。それでも病院側は「詳しい死因は分からない」というばかりであった。

私はやり取りしていく中で、「病院は何かを隠しているのではないか」と感じるようになった。私がくどいように尋ねると、最後は小児科部長から「不審な点があればカルテを見せてもいいです」と突き放すように言われた。しかし、医学に素人の私が一人で病院から納得いくような説明を受けることは無理だと悟った。

私は、最愛の息子が一度は悪性リンパ腫が寛解したにもかかわらず、治療中に死亡するという予期せぬ結果になったことは、担当医らの治療方法に誤りがあるのではないかと考え、そのことを調べるためには弁護士に依頼するしかないという結論に達した。

そして、弁護士に相談後、2001年4月にカルテを証拠保存した。今なら情報開示請求により、病院側にカルテの開示を求めることができるが、当時は、遺族が裁判所を通じて証拠保全という手続きを取らなければ見ることはできなかった。証拠保全した初診時から死亡日までの息子のカルテのうち、9月12日から18日までの維持療法中には何も書かれていなかった。その間は主治医から看護師への指示票だけは記載があり、それには維持療法中の薬剤の投与量が記載されていた。小児科部長から不審な点があれば見せてもいいと言われたカルテだったが、同部長は最初からカルテを見せるつもりではなかったのだろう。

　その後、息子のカルテを協力医に検証してもらった結果、死亡時の治療には抗が
ん剤 MTX（メトトレキサート）が大量に投与されていることが分かった。MTX
の添付文書（使用上の用法・用量・注意点などが記された文書）の使用上の注意に
は、「骨髄抑制や間質性肺炎などの重篤な副作用が発現することがあり、投与後 48
時間目から 24 時間おきに血中濃度を測定する」ことが必須として記され、重篤な
副作用発現の指標となる血中濃度が高い場合は、ロイコボリンという解毒剤を投
与することが書かれていた。しかし、息子のカルテ等には MTX の血中濃度を測定
した検査記録やロイコボリンを投与した記録もなかった。息子の死因は投与された
MTX の重篤な副作用とされる「間質性肺炎」である。主治医は副作用を回避する
指標となる MTX の血中濃度を測定することもなく漫然と投与し、「間質性肺炎は
抗がん剤の副作用による合併症」と説明していたのだった。

　2002 年 4 月 18 日、病院側は息子の死因について院内調査をし、同年 6 月 24
日に病院側の弁護士から調査報告書が送られてきた。その報告書には、「担当医は
適切に治療していた」という、A ４サイズの紙１枚に、４行から５行だけというご
く簡単な文章が書かれてあった。息子が死亡した維持療法中のカルテに何も書いて
いなかったにもかかわらず、適切に治療したというのは納得がいかず、真実を知る
ために 2002 年９月に姫路赤十字病院を運営する日本赤十字社を被告として神戸地
裁に提訴した。

　裁判は、主に主治医の MTX の血中濃度測定の懈怠による重篤な副作用回避の不
作為の過失と息子の死亡との因果関係、それに説明義務違反が主な争点して争われ
た。そこで裁判の審理中に被告病院に血中濃度を測定した検査記録の調査嘱託を
行ったところ、回答書には「血中濃度の測定結果はどうしても見当たりません」と
書いてあった（**図表１**）。つまり、主治医は MTX の投与時に必須とされている血
中濃度を測定していなかったのである。検査結果が見当たらないとしたのは、主治
医が過失の争点となっている MTX の血中濃度を測定しなかったことをごまかすた
めの詭弁である。このことは院内調査をした院長や小児科部長らも知りつつ、病院
全体で隠ぺい工作をしていたのだった。

図表1

███████████████████████ 机下

　大変、お世話になっております。

2月25日の御質問の御返事遅くなりましたがお答えさせていただきます。

1.血液検査はカルテに添付されているものと「血液検査」一覧にあるとうりです。

2.MTX血中濃度の測定結果どうしてもやはり見当たりません。又、その後の測定は行われていません。

3.白血球数の正常値に復するのに日数がかかったのは、今回の入院時に施行された化学療法による骨髄抑制が非常に強いものであったためであり、G-CSFによる治療効果は常に一定とは限りません。

平成14年3月8日

姫路赤十字病院小児科

患者・家族に黙ってなされた臨床試験

　裁判の審理中には、息子が受けた治療法は、どこの病院でも受けられる治療ではなく、小児血液学会所属の専門医による小児白血病研究会（JACLS）という研究グループが、参加施設間で行っていた臨床試験中の治療方法だったことが分かった。その治療方法を詳細にまとめていたのがプロトコールと言われる「臨床試験実施計画書」であり、具体的に抗がん剤の投与量・投与間隔などを指示する記載があり、そこにはMTXの添付文書同様、血中濃度の測定は必須と記載されていた。さらに、プロトコールでは、病院が臨床試験中の治療を実施するにあたり、患者への十分なインフォームド・コンセントを取り、臨床試験に参加することの同意を得たうえで、臨床試験中の治療を行えることになっていた。

　つまり、病院は臨床試験中の治療法ということを隠したままで、何の説明や同意も取らずに実験的に治療を行っていたのである。このことは裁判の審理中に、協力

医に意見書を書いてもらい、やっと分かった事実だった。

　裁判所の証人尋問などの証拠調べの過程では、当時の病院がJACLSの参加施設ではなく、JACLS側も参加施設外のプロトコールの使用を認めていなかったことや、病院には悪性リンパ腫などの血液のがんの治療を行う血液腫瘍専門医もいなかったことも分かった。そのうえ主治医は腎臓の専門で、悪性リンパ腫治療の臨床経験がないことも分かり、息子は経験のない医師らに実験材料にされていたのである。

　私は信頼して息子の命を預けた病院に、最初から騙されていたのである。私達患者が医学のことや診療内容のことを何も知らない素人だと思い、自らの誤りをごまかすことに終始する病院の姿勢に強い憤りを覚えた。何も知らない息子は病気が治ることだけを信じ、約1年間、辛い治療に耐えてきたのだ。もし、初診時の治療を受ける際に、病院側から専門医がいないことや、他に小児がんの専門病院があることなどの説明がなされておれば、当然、他の専門医のいる病院で最善の治療を受けさせており、息子を苦しませて死なせるようなことはなかった。つまり息子の事件は、臨床試験中の治療を、専門知識のない医師が見よう見まねでやって、うまくいかなくて死亡につながったという医療事故だったのだ。

　裁判では、MTXの血中濃度の測定が、実際にされていたのかどうかが主治医の過失として争われたが、病院側は「記録が見当たらない」としたまま裁判が終わるまで通していた。このように事実証拠を隠ぺい、改ざんされては、事故の真相究明ができないうえに、事故の再発防止にもつながる筈がない。

　第1審判決は、2007年1月26日に神戸地方裁判所で言い渡された。判決文には被告がMTXの血中濃度を測定しなかった過失に加え、説明義務違反と死亡の結果回避の相当因果関係が認定された。しかし、息子の死亡時に病理解剖をしなかったため、死因の間質性肺炎とMTX投与との機序が証明できず、血中濃度測定懈怠の過失と死因との直接的因果関係は認められなかった。それでも自らの過ちをごまかすために嘘を嘘で塗り固めた被告側の反論書面の内容が最後は辻褄が合わなくなり、結果的に裁判官の心証を悪くした。裁判所は、被告の過失と死亡との因果関係が医学的に不明としながらも、通常人が偽を指し挟まない程度の真実性の確信を得るとした説明義務違反と死亡との相当因果関を認めた。この判断は人としての道理を示したものでもある。

　第 1 審判決の説明義務違反とは、病院がプロトコールによる最適な治療を決定・遂行するためには、専門的知見や十分な経験のある専門医師を配置するなどの医療水準を確保すべきであり、医師が自らの専門外であったり、当該医療施設で十分に対応できなかったりする場合には、患者の症状に見合った専門医師や必要な医療水準の整った医療機関に紹介または転送する義務を負っていることを判示した。

　このような診療に関する必要な情報については、患者サイドから知る術のないことであり、病院側の説明義務があるという判断が下されたことに意義がある。第 1 審判決後すぐに被告は控訴したが、控訴審は 2007 年 12 月 26 日に和解が成立した。和解調書では、被告および日本赤十字社は息子が死亡したことについて、遺憾の意および哀悼の意を表し、原審判決で認められた過失を認めて陳謝した。そのうえ判決で認められた過失についての改善条項を盛り込ませた。和解においては私達遺族の意向通りになったが、裁判が終結するまでに息子が亡くなってから 7 年の歳月が経過していた。

隠さなければ紛争にならない

　万が一、不幸にも医療事故に遭遇した患者・家族は、なぜ、どのような経緯で、被害に遭ったのか真実を知りたいと思い、被害を回復してほしいと考える。家族が死亡してしまった場合は、せめてその命と引き換えに、同じ過ちを病院に繰り返さないよう再発防止を求める。被害者・遺族の立場からすれば、自身や家族が診療してもらった医師や病院から最善の医療が提供されたことさえ分かれば、結果的に亡くなるようなことがあったとしても、患者の方から紛争に持ちかけるようなことはない。なぜなら、そこには患者と医師や病院との間に、隠し事のない信頼関係があるからだ。

　しかしながら、病院から誠実な対応を受けられず、それに納得がいかない患者がカルテ開示して弁護士に相談に行っても、病院側の都合の悪い診療記録が開示されていない場合がある。手術や治療は密室で行われ、記録は全て病院にあるため証拠を隠そうと思えば簡単に隠せる。事故がなくてもカルテは医師が診療後に書くことがあり、自分の医療行為が誤っていると思えば、後で都合の良いように書くこともできる。患者側代理人として医療訴訟に携わる弁護士が少なく、電子カルテに修正

前履歴が残ることを知らずに修正後のカルテのみ検証し、病院側に過失がないと判断する弁護士もいる。

　また、患者側に有利な文献などの紹介や助言してもらえる協力医も少ないうえに、訴訟費用も裁判が長引くほど高額になる。真相究明、反省謝罪、再発防止という観点からも賠償を求める民事裁判は最善の方法ではない。一度失われた生命は元には戻らず、生命・健康は金銭で評価することができないため、ADR（裁判外紛争解決手続き）や示談などの金銭による解決方法は事故の再発防止に繋がらず、事故隠しする病院に対して被害者や遺族が真実を知るためには裁判に委ねるしか方法がない。

　しかし、この医療裁判は専門性が高く、医療裁判の原告となった者のほとんどが病院に嘘をつかれ、ごまかされ、カルテを改ざんされ、そのような中で患者側が不当にも著しく困難な立証責任を負わされている。医療被害者や遺族が真実を知るための裁判は、証拠が偏在している病院の嘘との戦いでもあるとも言える。被害者側のほとんどは病院側の事故隠しによって過失を立証できず、悲惨な医療事故の教訓が再発防止に活かせていないのが現状である。専門性の高い医療事故では患者側は常に弱い立場にあり、やむなく泣き寝入りに追い込まれた被害者や遺族の無念な思いが医療不信となって深い傷跡を残している。

医療界の正直文化を根付かせることが事故の再発防止につながる

　医療事故調査制度施行後5年が経過したものの、わが国の医療安全文化は道半ばである。私は制度施行後も多くの医療被害者や遺族と関わってきたため、医療事故が減ったという実感がない。それは日本の医療界が封建的、かつ閉鎖的であると言われており、医療過誤に関して相互批判の精神に乏しく、都合の悪いことを隠すという昔からの風習・文化が根強く残っているからでもある。

　一部の医療者は、医療事故調査制度によって原因究明すれば、医療者個人の刑事責任追及や医療の萎縮に繋がるという。厚生労働省の検討会においても、「事故調査報告書を遺族に見せるな」「再発防止策を報告書に書く必要はない」などと、患者の安全よりも事故を起こした病院や医師を守ることしか考えていないような発言も散見された。これは「干渉されたくない」というエゴイズムの集団としての烙印

を一般社会から押されかねないものである。そもそも医療というものは、医療従事者のものではなく、国民のためのものであることを認識すべきである。医療行為においては常に患者の利益を優先し、安全で質の高い医療を提供したいということが念頭にあれば、このような発言は生まれてこない筈である。

　現行の医療事故調査制度では、管理者が予期しなかった死亡事故を調査対象としている。アクシデントは例外として、検査や手術に伴って一定の確率で起こりうるとされる症状を「予期する」や「合併症」として扱えば、医療事故調査・支援センターに届け出る必要がない。つまり、医療事故にするかどうかを病院の管理者が選択できる余地があり、場合によっては調査・報告の対象外として再発防止や医療の質向上に役立てようとしないことがある。病院側が予期する死亡症例と認識している場合でも、遺族は予期せぬ死亡として捉えている場合があり、病院側と遺族との認識の違いが生じる。それでも患者の死亡時に遺族が納得するような説明を行わず、説明の記録のない場合においても対象外にしている病院がある。また、遺族に死因を説明しているものの、事前説明と事後説明に整合性を欠くような説明であれば、遺族に事故の隠ぺいと捉えられ、不信感を与えるだけである。この認識の違いの1つに患者側へのインフォームド・コンセント不足が挙げられる。

　孔子が残した言葉に「子曰く　過ちて改めざる　是を過ちという」というのがある。つまり、過ちを犯していながら改めないのが、本当の過ちであるということである。

　一部にしろ、医療機関が医療事故から学ぼうとせず、事実を隠す姿勢、防禦的姿勢を優先させていては、医療界全体が自浄作用をうまく働かすことのできない世界として受け止められ、医療不信などの社会的批判を受けるのは明白である。

　人は誰でもミスを犯すことがあるのは理解できる。万が一、自身の医療行為にミスがあることが分かれば、より安全な医療へと是正させるためのプロフェッショナルオートノミーを発揮しなければならない。そして、自ら選んだ職業的責任を果たすために、「隠さない、逃げない、ごまかさない」とする誠実な姿勢を示し、遺族に説明責任を尽くし、過失があると自らが判断すれば謝罪をすることが必要である。その上に事故を教訓として再発防止に役立てたいという真摯な対応が重要である。

　医療事故調査制度が始まる直前の 2015 年 9 月 23 日に、「医療情報の公開・開

示を求める市民の会」と「医療過誤原告の会関西支部」の共催で、大阪でシンポジウムを開催した。その中で、大阪市立総合医療センターや京都大学医学部附属病院の医療安全の担当者から、死亡事例の調査に熱心に取り組まれている報告がなされた。名古屋大学医学部附属病院でも医療事故調査に対して熱心な取り組みがされていることは報道でも有名だ。

　このような再発防止に真摯に取り組む病院がある一方、相互批判の精神に乏しく、隠ぺい体質の病院も存在することから病院格差が広がっているような現状である。未だこのような隠ぺい体質の病院が存在するのは、患者への情報開示が十分に進んでいないことが原因と思われる。

　それにはまず、事故調査の基礎となる医療の透明性確保が急務である。そのため、隠ぺいや改ざん行為は犯罪行為として厳罰化したうえで、患者とカルテを共有して、病院側と患者側が公正な情報提供を得られるような手段が必要である。

　近年、入院患者とタブレット端末等で情報共有する病院も増えつつあると聞く。群馬大学附属病院は、腹腔鏡手術等の医療事故の調査報告書に書かれた「再発防止に向けた提言」を受けて、入院患者と電子カルテを共有するシステムを利用し、患者参加型の透明性のある医療への改革に取り組み始めている。

　また、2018年6月2日に、「医療情報の公開・開示を求める市民の会」と「医療過誤原告の会関西支部」の共催で、大阪で開いたシンポジウムでは、京都民医連中央病院の院長や阪南中央病院の事務長から、病院側から積極的に患者参加のための情報共有を進めている取り組みが報告された。それが進めば、患者や家族が傷病や治療法への理解と信頼を深め、医師らは常に患者に診療内容を見られていることで緊張感も高まり、人的ミスは確実に減っていくだろう。

　医療事故の再発防止と医療の質向上のために唯一はっきりしていることは、医療界全体が正直文化に変わらない限り、国民から信頼される医療事故調査制度とはならないということだと思う。

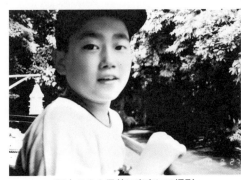

死亡の2カ月前に東京にて撮影

2. 病院は事故にどのように 対処すべきか

北田 淳子（NPO 法人「架け橋」・副理事長）

ALS（筋萎縮性側索硬化症）発症から事故に至るまで

　私は夫を阪南中央病院における医療事故で亡くした。事故後、病院からきちんとした対応を受け、今は当該病院で、病院とともに医療安全に取り組む仕事をしている。

　私の夫は、運動神経が侵され、筋肉がどんどん衰えていく ALS という神経難病を 1999 年に発症した。意識はクリアであるのに、自分の衰える身体を感じていかなければならない、本人にとっても周りにとってもつらい病気であった。

　呼吸も筋肉が関係しているため、2001 年には、生きていくために人工呼吸器を装着するという決断を迫られることになった。最終的には装着したが、人工呼吸器をつけることは声を失うということであり、夫の声を二度と聞けないという苦しみがあったことも事実だ。2003 年には飲み込む力もなくなり、胃ろうをして胃から直接栄養を補うことになった。夫は食べる楽しみも失った。本当につらい日々だった。

　介護しながら感じていたのは、昨日できていたことが次の日にはできなくなる恐ろしさだ。しかし、そのようなつらく、不安を抱えながらの介護を支えてくれていたのが、阪南中央病院のスタッフだった。スタッフに支えられながら、約 3 年の在宅生活を送ることができた。

しかし 2004 年、胃ろうのボタン交換のため入院した際、人工呼吸器のガイドドライブラインがはずれる事故が起こり、夫は低酸素状態に陥った。3 人の看護師がかかわっていたが、病院で使い慣れた呼吸器ではなかったため、異常に気づけなかった。また、「胸を押して、入ってこない」との夫の訴えにスクイジングや痰の吸引を続けていたため、酸素飽和度がどんどん低下して、90% 以下になってしまった。フルマラソンで 42.195 キロ走り終えたあとの値が約 94% と聞いているので、それを考えると 90%以下がどれだけ苦しいのか分かってもらえると思う。

結果的に命を取り留めることはできたが、低酸素脳症となり、二度と意識が戻ることはなく、2 カ月後に夫は死亡した（**図表 1**）。

図表 1　ALS（筋萎縮性側索硬化症）発症から事故に至るまで

1999 年　ALS 発症
　運動神経が侵される進行性の神経障害

昨日できていたことが
次の日にはできなくなる
不安を抱えながらの
毎日の生活

2001 年　人工呼吸器装置
　呼吸困難を起こし、緊急入院　声を失う

2003 年　胃ろう造設
　食べる楽しみを奪われる

阪南中央病院のスタッフを中心に
支えながら約 3 年間在宅生活を送る

2004 年　胃ろうのボタン交換のため入院
　人工呼吸器のガイドドライブラインが外れる事故が起こり、
　低酸素状態に。意識はもどることなく 2 カ月後に亡くなる。

なぜ病院を許すことができたのか

患者や家族からすると、病院は本来、一番安心できる場所であるはずだ。そこで悲惨な事故が起こってしまったということで、当時は本当につらい思いをした。し

かし、なぜ病院を許すことができたのか。いや、許すという表現は少し違うかもしれない。憎むことはなかったという表現が適切かなと思う。その理由は主に３つあった。

　まず、病院と当該看護師から謝罪していただいたことだ。当事者が謝罪することは勇気の要ることだと思うが、３人の看護師のうち１人から謝りたいといっていただき、直接話すことができた。たまたまかもしれないが、とてもよい医療者と出会えたと思っている。また、病院側はどんな小さなことも遺族に隠さず報告してくれていた。事故後、全ての行為が判明するのには時間を要したが、その時点で分かっていることをグレーでもいいので説明してもらい、分かっていないことは調査した上で報告してもらう機会を作ってもらうことができた。

　２つ目は、医療者の患者への思いを感じとることができたことだ。事故が起きた後の懸命な治療や、事故後、主治医が「夕方の呼吸器回路交換で、このチューブの接続が甘かったのかもしれない」と、自ら過失の可能性を考えてくれたことなど、誠実な対応を取ってくれた。

　３つ目は、当該病院スタッフの家族への対応である。病院全体で夫を見守れるようにという気持ちを持ちながら接してくれた。私は病室に寝泊りをしていたが、もう夫の意識が戻ることはないという気がしていた。すると、スタッフの方が「ずっと個室の狭いところにいたら、奥さんまで倒れるよ」と言ってくださり、４人部屋を提供していただいた。ベッドで寝ている夫の傍らで、私と子どもたちは自宅で過ごすような感じで、２カ月間を過ごすことができた。在宅で今まで頑張ってきたのに、このような事故で命を落としてしまったという悔しさやさまざまな思いの中で、一緒に泣いてくれたり、病院全体から私たちに対する思いが伝わってきたのが、その後の気持ちの持ちようにつながってきたのかなと思う。

事故後、病院が遺族に対して行ったこと

　事故後、病院は遺族に対してさまざまな点で真摯に対応してくれた（**図表２**）。医療事故が起きたとき、これは本当に大事なところだと思う。

図表2　事故後、病院が遺族に対して行ったこと

①事故後の話し合いができる場

　　病院・呼吸器メーカー・遺族側との検証

②事故報告書

　　両者の認識のズレがないか確認

③事故報告書（案）を病院が提示

　　遺族が事故報告書の記載に間違いないか確認

④49日法要後、仏壇に手を合わせに

　　当事者3名含む7名

　　（病院長、主治医、看護部長、事務局長）

　まず、遺族が知りたかったのは「なにが起きたのか、なぜ呼吸器が外れてしまったのか」ということだ。そこで病院は呼吸器のメーカーを呼び、遺族を立ち会わせて検証を行ってくれた。その結果、呼吸器には問題がないことが分かり、「では、なぜ呼吸器が外れてしまったのか」を病院に尋ねた。すると、主治医は「夕方、回路交換をした際に差し込みが緩かったのかもしれない」と発言された。呼吸器は事故が起こった翌朝の5時45分まで正常に作動していたので、私たちから考えてもそれが決定的な原因とは思えなかったが、主治医は「可能性のあることは話すべき」という考えから、そのような説明をしてくれたのだと思う。

　次に、事故後の報告書の内容を共有できたことも大きかった。時間が経過していくうちに新たに思い出すことが出てきたり、病院と遺族との経過の確認においてもはじめは、ズレがあったりしたのだが、そこをつきあわせながら1つの報告書を作るという手続きを取ってくれた。そして、最終報告書は遺族に間違いがないことを確認したうえで作成してくれた。具体的には、病院側がまず、事故報告書を案とし

て遺族に提示し、その記載内容に間違いがないかを遺族が確認し、了解したうえで最終的な事故報告書をまとめるという手順を踏んだのだ。

　そして、夫の四十九日法要の後には、病院のスタッフが仏壇に手を合わせてくれた。私自身は当事者から謝罪を受けたが、私ではなく本人に謝ってほしいという気持ちがあったので、さりげなく「仏壇に手を合わせてもらえたらうれしいな」という旨を病院側に伝えてみた。当事者3人はとてもつらかったと思うが、どこかで謝りたいという気持ちを持っていたのかもしれない。その3人の看護師を含む、病院長、主治医、看護部長、事務局長の7人が自宅に来て、夫の仏壇に手を合わせてくれた。

　私たちの気持ちとしては、やはり事故に関しては許せていないかもしれない。3人の子どもたちにとってはかけがえのない父親を突然なくしてしまったのだ。しかし、一番下の子が「許すことはできないけど、憎むことはできなかったね」と言ったことがあった。正直に被害者家族に向き合おうという病院の姿勢は家族の気持ちを怒りには変えず、前に進ませてくれた。

事故被害者を病院の職員に

　事故から1年後、私は病院から職員になりませんかと言われた。「何を言っているの？　被害者の家族である私が事故を起こした病院で働くなんて」と戸惑いと驚きの思いで、すぐには返事ができなかった。でも、病院で働くということで何か患者さんの役に立てるのではないか、そんな思いも正直あった。

　被害者の遺族を病院に職員として迎えるなんて、病院にとってはつらいことだったと思う。よく病院ではメモリアルデーなどされると思うが、毎日がメモリアルデーのような状況であり、事故を起こした当事者の3人の看護師も一緒に勤めている。被害者と加害者（表現が適切ではないかもしれないが）、両者が一緒の病院で働いていくというのは、病院にとっても厳しい提案だったと思う。

　しかし、以下の3点が決め手となり、私は当該病院で働くことにした（**図表3**）。

　まず、病院は小さかった子どもの教育の面を勘案して、一時的に解決するのではなく、一緒に働いてもらうことで、事故を風化させず、継続した補償になると提案

図表3　事故から1年後、病院から職員への誘いが……

〈病院からの言葉〉
1．家族の今後を見守っていきたい
2．被害者家族が病院に入ることで、職員が安全意識を持ち続ける
3．職員になりきらず、患者の視点で病院へ

病院は真剣に医療安全を考えているのだと職員になる決心を

してくれた点だ。家族の今後を見守っていきたいという病院の意志が伝わってきた。

　次に、被害者家族が病院に入ることで、職員が安全意識を持ち続けることができるとの言葉に共感したことも理由の1つだ。

　そして、承諾するにあたり、一番大きかったのが、「職員になりきらず、患者の視点で働いてほしい」という院長の言葉だった。医療者の間では当たり前になっていることを、患者の視点で指摘してくれないか、と。それは私にとって気持ちが楽になる言葉であり、病院は安全な医療を真剣に考えているのだなと感じ、一緒に取り組んでいく決心をすることができたのだ。

事故を教訓として

　ゼロになってほしいと願っていても、事故は必ず起こる。今、私は医療安全管理部という部署に所属しているが、日々のインシデント（日常的な問題要因）レポートなどを見ても、事故がゼロになることはないのだと実感している。

　しかし、もし事故が起こったならば遺族は再発防止を切に願っている。死を無駄にしてほしくないという思いがあるからだ。阪南中央病院では、救急・急変時の対応がスムーズにできるよう訓練・教育の機会を増やし、全職員を対象とした研修を継続している。起きたことは元に戻せない。だから、事故を教訓として同じ間違いを起こさないように改善することが大切だと思う **（図表4）**。

```
図表4　事故を教訓として

1．事故後の安全対策
　　・夜間における医師への連絡方法を徹底
　　・呼吸器使用状況の確認の徹底と安全対策に向けての指導
　　・呼吸器装着患者様1人に対し1個のアンビューバックを設置
　　・救急時の対応がスムーズにできるよう訓練・教育
　　（救急蘇生研修・呼吸器管理に関する学習会）

2．医療安全の強化
　　・医療安全管理部に所属。患者の立場としての意見を活かす
　　・医療対話推進者として日常診療で、患者が納得して医療を受け
　　　られるように支援
```

　遺族にとって、医療事故で大切な人を亡くすということは悔やんでも悔やみきれるものではない。しかし、病院が事実を隠さず説明し、遺族の声を聞きながら調査を行うことで、遺族の不信感は消えていくと思う。

　2015年10月に医療事故調査制度が発足した。そこでも重要なことは、事故が起こった際の調査を遺族とともにやっていくということだ。話し合いでは互いに納得できない部分も出てくるかと思うが、事故に至る経過をともに確認していくということが大切だと考える。

　そのようにすることでトラブルや訴訟が増えることは、遺族の立場からも病院の職員の立場からもないと感じている。大事なことは、正直に事実を伝え、両者が話し合える場を作ること、そこから対話は始まり、信頼関係が築かれていくということだ。そして最終的には、両者が納得した事故報告書を提示することが重要だと思う。

　医療事故調査制度が発足されてから5年が経過した。

　私が願っていた「正直に真実を伝え、両者が話し合える場」を作ることができているのか、実際のところはまだまだではないかと感じている。

　患者・家族に事前に説明ができているとして、医療事故にあてはまらないと判断

され、院内調査が行われないこともあるのではないだろうか。

　遺族が知りたいのは「なぜ、大切な家族が亡くなってしまったのか！」この説明だ。そして二度と同じようなことが起こらないようにするための再発防止である。

　遺族だけではなく、事故を起こしてしまった当事者にとっても、より良い調査制度になることを願っている。

3. オネストトーキングのすすめ
～世界の標準との比較～

岡本 左和子（奈良県立医科大学・講師）

「オネストトーキング」とは

　本章は、私が働いた米国メリーランド州にあるジョンズ・ホプキンス病院での経験に基づいて伝えたい。一旦医療事故が発生すると、患者・家族だけではなく医療者もショックであり、傷つき、怖い思いをする。その状況下で大切になるのが「オネストトーキング（正直に話すこと）」だ。何も隠さず、すべて開示して正直に話し合いを続ける。オネストトーキングと言わず、「カジュアルトーキング」など呼称は医療機関によって異なるが、この取り組みは米国の主要大学病院・関連病院で実施されていると聞く。

　オネストトーキングは、基本的には当該の患者・家族と医療者で話し合う場であり、テクニカルな話し合いになるのではなく、制約なく当該者各自の経験や思い、意見を忌憚なく交換する行為を指す。患者・家族はどうして事故が起こったのかという疑問と説明を受けたいという思いを持ちながらも、病院という組織に対峙することに恐怖も覚えるだろう。しかし、一方的な伝達でしかない説明では受け入れ難い。当該医療者にとっても、治療中に発生するためショックは大きく、患者・家族に対応することに恐怖感を持つこともあるだろう。当該の患者・家族と医療者双方に、聞きたいことや伝えたいこと、謝りたいことがあるはずである。その思いを汲んで、できる限りバランスの取れた環境になるように配慮してオネストトーキング

の場が設定される。もし医療者が多くなれば、相手にも医療知識の支援ができる医療者を同席させ、どちらかが弁護士を連れてくることがあれば、相手も弁護士を同席させる。

このオネストトーキングを調整する担当者は、日本でいう患者・家族支援員（医療対話推進者）の役割に似ている。病院の職員で、ソーシャルワーカーやコミュニケーション担当者など、医療資格のない職員が話し合いの場を調整する。このような場面での対話を促進できるトレーニングを受けていなければならない。また、「公平」であることが必須だが、この時の「公平」というのは、１つの課題について患者・家族と当該の医療者、それぞれの視点に立って考えてみることで、両者に寄り添い、公平性を担保することを指す。

事故によって命が失われる、人生を通して障害が残ることが起こって、話し合えたことが解決に直結することはない。しかし、医療事故の被害を受けた方々に聞くと、「お互いが経験したことを伝え合うプロセスを共有して、何が起こったのかが分かると、時間はかかるが『憎むことはない』という気持ちに落ち着いていく」と言われる。また、事故を経験した医療者に聞いてみると、「最初は心のハードルが高い感じがするが、これ以上何も出せる情報がないというところまで全て話してしまうと、伝えていないことを考える必要がなくなり、かえって救われる。患者・家族に受け入れられず裁判になったとしても、すべて明らかにしているので、それまでの延長線上にあると感じる」と言う。

オネストトーキングに費やす患者・家族と医療者、病院スタッフの時間や費用、労力は、面倒に思うかもしれないが、裁判での負担とは比べものにならないくらい少ない。ジョンズ・ホプキンス病院の担当者からは、現実に訴訟件数が減った上、患者・家族と当該医療者の納得度が増したと聞いた。日本でも、ここまで話し合って相手の行動や思いを理解したら、実際に訴える患者・家族は、とても少ないと、医療事故被害者や法律家から聞いている。

オネストトーキングはなぜ始まったのか

そもそも「オネストトーキング」が、なぜ必要となったのだろうか。

米国は、いわゆる訴訟社会といわれている。医療界もご多分に漏れず、多くの訴

訟を抱えている。裁判になれば、患者・家族や当該医療者、医療機関ともに、膨大
な費用と時間を費やすだけでなく精神的な負担は計り知れない。さらに、法的な決
着がついても当該者双方の納得度はたいへん低く、お金がどれだけ支払われたとし
ても、心は傷ついたままで、当該者双方の心の救済や、次につながる解決にはなら
ないことが多い。

　それでも裁判が増え続ける状況に悲鳴をあげた裁判所からの提案で、米国メリー
ランド州では、まずはADR（Alternative Dispute Resolution, 裁判外紛争
解決手続き）をして、納得がいかなければ訴訟手続きをするようになった。医療
機関に裁判所が認定した調停人が送られてきてADRを行う。ただし、ADRでは、
はじめから調停人が介入して話し合いをするため、当該者同士で理解し合えず、患
者・家族と医療者双方の納得度は、裁判よりはまし程度だったようである。

　その後、当該者同士の話し合いと、そのプロセスがお互いの心の傷を癒していく
きっかけになるのではないかという考えがジョンズ・ホプキンス病院や、ハーバー
ド大学関連病院など米国有数の大学病院の間に広まり、「オネストトーキング」が
提唱され始めた。

　一般的に、事件や事故に遭遇すると、人は自分の経験に基づいて記憶や感情をつ
なぎ合わせて自分の中にストーリーを作り、それにあわせて感情がわく。その感情
に適切な対応をしてもらえば感情は収束していく。しかし、相手が対応しない、的
はずれである場合には不満が溜まって感情の爆発が起こる。そうならないよう相手
のストーリーを聞きとる努力と自分を説明する必要が、当該患者・家族と医療者の
双方にある。時間をかけて何度も話し合いを繰り返していくうちに、お互いが相手
の痛みにも気づいていくことができる。オネストトーキングを通して何が起こった
のかを理解したときに、当該者双方も解決に向けて歩みだすことができる。

報告システムから学習システムと説明責任が機能するために

　医療事故が発生した後、当該患者・家族と医療者が段階を経てきちんと話し合
える場の確保は必須である。そこにオネストトーキングという選択を考えたい。
WHO（World Health Organization）のガイドラインにあるように、医療事
故後の取るべき行動としては「事故から学ぶこと」「説明責任を果たすこと」である。

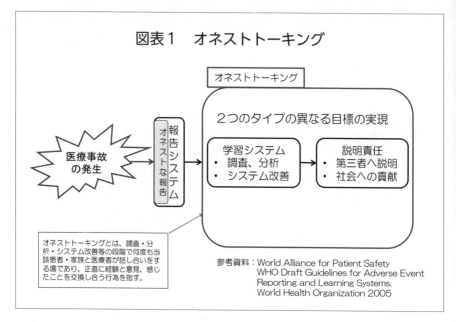

図表1　オネストトーキング

オネストトーキング

医療事故
の発生

報告システム
オネストな報告

2つのタイプの異なる目標の実現

学習システム
・調査、分析
・システム改善

説明責任
・第三者へ説明
・社会への貢献

オネストトーキングとは、調査・分析・システム改善等の段階で何度も当該患者・家族と医療者が話し合いをする場であり、正直に経験と意見、感じたことを交換し合う行為を指す。

参考資料：World Alliance for Patient Safety
WHO Draft Guidelines for Adverse Event
Reporting and Learning Systems.
World Health Organization 2005

どちらか一方だけができればそれで良いということではなく、両方を実行することが求められている[1]（**図表1**）。

　事故の発生をシステムエラーとして考えると、事故発生後すぐに調査し、危険要因を分析して、原因を明らかにし、そこから学んだことをもとに、当該患者・家族と医療者の視点を反映させてシステムの改善、変更が求められる。また、今後起こる可能性がある危険に警告を発し、注意や対処をすることができる。当該の医療機関では教訓を得ることができる上、それを他の医療機関と共有することでベスト・プラクティスとなり、医療分野のシステム改善の一助になる[1]。医療事故が起きても調査をしない、危ないシステムも変えないということは、不特定多数の患者を常に危険にさらすことになり、また、医療に携わる人たちが安心して仕事ができない環境を放置するということである。それは患者にとっても医療者にとっても安全が担保されていないと考えるべきであろう。

　そして次に、医療機関という公共性の高い組織が、社会への「説明責任」を果たすことが求められる[1]。事故の報告と調査、分析、学習システム、改善の過程において、当事者同士への説明責任は当然である。しかし、事故について一定の取りまとめができた段階、または、全容が分かった段階で、社会的な説明責任が果たされ

ることで、1つの医療事故が社会全体の医療安全につながるのである。WHOガイドラインでも、公共への説明責任と改善のための学習という2つの目標を、うまく両立させることは可能であるとしている[1]。

　これらのシステムを確立するには、第一に医療事故のオネストな報告ありきである。そのためには、どのように報告するのか、報告者、報告する範囲などについて報告システムと応答システムが確立されていなければならない。最も大事なことは、事故をオネストに報告した人（当該患者・家族、当該医療者、それを見ていた人など）の個人情報や訴訟などで使われるかもしれない情報が、第三者に漏えいしないことである[1,2]。ここが崩れると、誰も報告しなくなり、医療体制における危険因子は放置されることになる[1]。そのため、報告システムの確立と事故から学ぶこと、社会へ説明責任を果たすことは、別々のプロセスで行われなければならないとされている[1,2]。この場合、当該の患者・家族と医療者は「当事者」であり、第三者とは、「明日は我が身」になるかもしれない市民や医療者、報道の義務のあるメディアなどを指す[1,2]。

　そして、これらを支えるために医療機関の長が、オネストに報告した人を支えなければならない。ジョンズ・ホプキンス病院では、学長、病院長、最高経営責任者が個人宅と携帯の電話番号を各診療科に知らせてある。危険を察知して指摘をされても医療現場の担当者・職場が真摯に受け取らなかった場合、時間に関係なく、直接電話をかけることになっている。私の知る限りでは、1度だけそれが起こり、学長が明け方、当該の診療科に「どうしてその看護師の忠告を検討しないのだ」と電話を入れた。職員全員に病院の「本気度」が行き渡った瞬間であった。

　では、WHOが推奨するシステムでは、オネストトーキングがどの場面で効果を発揮するのだろうか。

事故後の心の変容とタイミングのずれ

　事件や事故など、予期せぬ事象に遭遇すると、人は、①頭が真っ白になり何も系統だって考えられない、自分の威厳が損なわれたように感じる段階（空白の段階／Moral Sensitivity）、②メディアで見聞きすることが自分にも起こったことを自覚でき、何が起こったか理解しようとする段階（存在的ショックの段階／

図表2　タイミング

事件や事故に遭遇した方の心の変化

事故や
疑い

頭真っ白
（Moral
Sensitivity）

何が起こったのか
（Ontological Shock）

社会への還元
（Praxis）

空白の時間の
対応を大切に

深刻な診断や事故に遭遇した方（患者・家族と当該医療者）の心の変化
に伴った寄り添い方や説明、今後の対策の提案が必要。医療者・病院の
都合や流れだけでは解決が遠のく。

参考文献：S. Mullet. Shifting perspectives, a new approach to ethics. In: Code L, Mullett S, & Overall C (ed.).
Feminist perspectives; Philosophical essays on method and morals . Toronto: Univ. of Toronto Press, 1988, 109-26.
S. Okamoto, K. Kawahara, A. Okawa & Y. Tanaka. Transformative possibilities of communication in medical error cases
in Japan. Int'l Journal of Quality in Health Care, 23(1), 26-35, 2011.

Ontological Shock)、③自分の経験を社会へ還元していこうとする段階（実行
の段階／ Praxis）、というように考えが変化していく[3]（**図表2**）。

　それにもかかわらず、近年、事故後の対応とされるA．真実の説明・情報の開示、B．
適切な謝罪、C．今後の対策を、患者・家族が混乱しているときに、医療者から一
度に提供されることが多いようだ。「空白の段階」には、患者・家族は「そうです
か」、「分かりました」と返事をしながらも合理性を持って考えていないことが多い。
同じ質問を繰り返し、意見が変わる。この段階では、相手が「理解できないかもし
れない」ことを念頭に、話を聞き、医療者の思いも伝えてつながりを続けていると、
以前の情報を踏まえて、患者・家族は話ができるようになってくる。その時が次の
段階に進むときである。この段階では少しずつ考え、質問でき、理解できるように
なり始めているので、何が起こったかをもう一度丁寧に説明し、必要に応じて改め
て適切な謝罪をするときである。

　しかし、この段階でも今後の対策を話すのはまだ早い。この時に対策を提案すれ
ば、患者・家族は、「人のことはどうでもよい」という気になる。この段階にじっ
くりと時間を共有し、相手の心の変容に寄り添っていく。その後に、患者・家族

から「こういうことが二度と起こってほしくない」、「何かヘルプになりたい」など、経験をもとに社会還元を考えられる言動が発せられる段階になる。その時が、今後の対策の提案や医療者と一緒に院内の医療安全を考える段階である。この心の変容は当該医療者にも起こるため、当該患者・家族と医療者双方の心の変容のタイミングに配慮が必要である。

当該者以外には「何度も説明したのに、これ以上どう説明したらいいのだ」という印象を与えるかもしれない。しかし、当該の患者・家族と、医療者の心が変容するタイミングが異なることを理解せず、真実の説明・情報の開示、謝罪、今後の対策を、医療機関のタイミングで述べられても伝わらないばかりか、説明されていないとしか思えない。人の心の変容は機械的には処理できない。ここでもオネストトーキングが重要な意味を持つ。

もう一点注意が必要なのは、医療事故の報告書がまとまった時である。その報告書から新たな話し合いが始まると考えてほしい。医療機関にとっては調査をし、厳しく検討して評価をし、時間と労力をかけた報告書だが、その間待っている患者・家族は体裁の整ったその報告書を、すんなりと受け入れられないことが多い。医療者がまとめた報告書をもとに、患者・家族を入れてお互いの記憶や経験のすり合わせが必要で、その後に双方が納得できる全容を網羅した報告書が仕上がる。医療事故の被害者に聞くと、「患者・家族が違和感を抱く報告書が出てきたとき、『そのときはこうだったのではないか』という話し合いができると、患者・家族も了解していける」という。この時もオネストトーキングが活用される。

事故の重大さを共有できるのは当該者同士 ～オネストトーキングを用いた解決へ～

なぜ当該患者・家族と医療者がオネストトーキングの中心なのか。

繰り返し述べてきたように、事故後は当該の患者・家族だけではなく、当該の医療者もショックを受ける。双方が恐怖感でいっぱいで、逃げたくなるだろう。しかし、医療事故が起こったインパクト（衝撃・深刻さ）を同じ強さで共有できるのは、当該の患者・家族と医療者しかいない。医療側と受療側で立場が異なるが、そのインパクトの度合いを共有できるのは当該者同士である（**図表3**）。これは非常に重大

図表3　医療事故のインパクトの共有
〜当事者である患者・家族と医療従事者が分かり合えるポイント〜

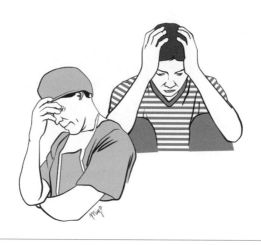

な一致であり、事故については同一性があるといえる。

　それにもかかわらず、治療をしてくれた医療者の姿が見えなくなり、説明がなくなって、当該の医療者を助けるつもりで、それまで会ったこともない医療者が患者・家族に説明をすることがある。確かに、当該医療者も医療事故後で頭が真っ白になった状態のときは、所属長等が出てきて説明するのは当然であり、システムや手続きの話ならば事務担当者でも構わないだろう。しかし、そのまま続くと、事故のインパクトの度合いが共有できず、事故後のセンシティブで難しい時期に、唯一つながっている一点の同一性が失われてしまう。当該医療者が落ち着いてきたら、オネストトーキングに参加できるように支援していく。

　当該医療者がオネストトーキングを続けていれば、説明内容や了解していたことが異なっても、すり合わせもできるし、訂正が可能である。しかし、そうでなければ少しのズレはそのまま残ってしまい、後から大きなズレになる可能性もある。その結果、患者・家族は不信感を持ち、必要のない疑心暗鬼を募らせることになる。当然、許せない気持ちはより強くなる。そうなれば、当該医療者はより深く傷つくことになる（Second Victim：第2の被害者）。オネストトーキングは、同じイ

ンパクトを共有する者同士で話し合うのが鉄則である。

　事故の規模にかかわらず、どの医療機関でも、当該患者・家族と医療者のオネストトーキングの機会が担保されていることが、結局は両者を救うことになる。この負担を一緒に担っていくプロセスの共有がなければ、解決がより困難になることを肝に銘じたい。

　事故を起こした医療者には、それをバネにしてより良い医療者になってほしい。それがまた、事故に遭遇した多くの患者・家族の願いでもある。医療事故によって仕事をやめる、病院内をうつむいてしか歩けない医療者、また、事実が分からないまま心の整理がつけられない患者・家族を多く見聞きしてきた。両者の将来につながるように、日本でもぜひこの「オネストトーキング」のシステムを確立してほしい。
（イラスト：宮本麻央）

■参考文献

1) WHO Draft Guidelines for Adverse Event Reporting and Learning Systems From information to action. 2005, WHO/EIP/SPO/QPS/05.3

2) Runicima, E. B. Lessonfs from the Australian Patient Safety Foundation: setting up a national patient safety surveillance system—is this the right model? Qual Saf Heal Care, 2002; 11: 246-51

3) S. Mullet. Shifting perspectives, a new approach to ethics. In: Code L, Mullett S, & Overall C (ed.) . Feminist perspectives; Philosophical essays on method and morals . Toronto: Univ. of Toronto Press, 1988, 109-26.

4) S. Okamoto, K. Kawahara, M.Algreen. Transformative possibilities of communication in medical error cases in Japan. Int' l Journal of Quality in Health Care, 2011 ; 23（1）; 26-35.

Ⅴ　医療事故調査制度のこれから

1. まっとうな事故調査を実現するために

原　昌平（元読売新聞大阪本社・編集委員）

　手続きの流れに沿って、医療側の取り組み方、遺族側の動き方をなるべく具体的に示していきたい。最後に、制度をどう改めるべきかについても提起したい。

医療側は、誠実な事後対応を

　医療機関は、どのような考え方で、調査を進めるべきだろうか。

　強調したいのは、医療側に不誠実な対応があると、遺族に強い怒りがわくことだ。身内を急に失った遺族が、その事態に対して疑問、怒り、不信といった感情を抱くのは自然なことだ。それを解きほぐすには、医療側が丁寧に対応するプロセスと、一定の時間が必要になる。

　群馬大病院で死亡例が相次いだ腹腔鏡手術のような「暴走」を別にすると、たとえミスがあった場合でも、誠実な調査、誠実な説明、誠実な改善策の提示がなされれば、遺族の気持ちは、強い怒りには発展しない。遺族にとって、いちばん腹が立つのは、不誠実な事後対応である。これこそが責任追及や訴訟の原動力になる。

　遺族の話を聞かずに調査が進められ、報告書はもらえない、改善の方策も示されない──それでは不信と怒りが燃えさかる。「防衛」に走って、遺族に情報を渡す

のを渋ると、かえってもめてしまう。そのことをぜひ理解してほしい。

　医療側は、難癖をつける「クレーマー」を警戒するのかもしれないが、そればかり意識して逃げの姿勢を取ると、大多数のふつうの遺族に敵対することになる。

防衛に走ると紛争を招き、医療の質も下がる

　現在の調査制度は、いろいろな面で、解釈の幅や院長の裁量範囲が広い。医療機関としては、「誠実」に徹する対応もできるし、「防衛」に走ることもできる。

　さて、どちらが賢明だろうか。

　「防衛」を優先して、医療の内容や進め方に何も問題がなかったという結論に持っていくことが、本当に医療機関を守ることになるだろうか。

　逃げ腰になって、不誠実な姿勢が見え隠れすると、遺族の怒りに火をつけ、かえって医事紛争、民事訴訟、刑事告訴を増やすことにならないか。医療の質、医療の安全を向上させる機会を失うことにならないか。

　医療機関として、いちばんの考えどころである。

　筆者がお勧めするのは、もちろん「誠実な対応」である。誠実さの有無が、その後の明暗を分けると言って良い。

　また、まじめに調査に取り組まなければ、その医療機関では、再び似たようなトラブルが起きやすくなる。医療の質も低下していくだろう。

　そもそも、医療に関連したトラブルが起きる原因は、医療従事者個人のミスばかりではない。院内の連絡・連携、確認システム、労働環境・労働条件、組織風土に問題があることもある。医薬品の副作用、医療機器の不具合、間違えやすい薬品名や物の形、情報システムの不備によって起きることもある。まだ知られていない医学的現象や、未知の病原体が関係している可能性もないとは限らない。

　それらを含めて原因究明を行い、再発防止策を検討することが調査制度の主眼である。不幸な事態を教訓にするための検証作業を避けていたら、医療の質と安全性は向上しない。

　なお、大半の医療機関は、民間保険会社の「医療事故調査費用保険」に加入している。病理解剖や死亡時画像診断の費用、遺体の保管・搬送費、外部委員への謝金、支援団体への委託費、報告書作成費などが給付される（上限は1件500万円また

は１千万円）。この保険に加入していれば、院内調査をやっても大きな費用負担は生じない。

事実経過の確認が大切

　調査を適切に進めるためにも、紛争を予防するためにも、最も重要なのは、診療、説明、看護などの「事実経過」の確認である。

　人間の記憶は不確かなものだし、診療記録も全てのことが書かれているわけではない。医療従事者だけでなく、遺族の話も必ず聞いて、すりあわせを行い、遺族と事実経過を共有しておきたい。事実経過の認識に食い違いがあると、遺族は不信感を抱き、紛争に発展しやすくなる。

　あってはならないことだが、もしも、事故隠しや事実のごまかしを医療機関の関係者が知ったときは、報道機関か患者側の市民団体に内部告発しよう。報道機関の記者は、ニュースソース（情報源）の保護が最大の職業倫理で、誰が情報提供したか分からないように取材を進めるのが鉄則である。

　また、公益通報者保護法は、内部告発を理由に労働者、退職者、役員を解雇したり、不利益を与えたりすることを禁止している。違反すると内閣総理大臣による指導、勧告、事業者名の公表などの対象になる。

　ただし実は、診療記録の改ざん、隠ぺいを処罰できる明確な法律上の規定はない。誰が考えても許されない行為で、適正な調査の妨げにもなる、改ざん・隠ぺいを刑事処罰する立法（医療法改正）が早急に必要だろう。

声高なグループに惑わされない

　医療事故の調査をどういう制度にするべきかが議論されていたとき、一部の医師や法律家たちは、「責任追及につながる可能性があると、関係者が本当のことを言わない、すると、真相が分からず、医療安全に役立たない」という主張を展開した。

　だから医療従事者は、あらゆる責任を免れるべきだ、遺族への説明や情報提供は最小限でいい、現場は忙しいのに医療事故調査なんて面倒くさい、と言わんばかりだった。

　彼らの声高な主張と、民主党への政権交代によって、厚生労働省が準備していた第三者機関による調査制度の案（大綱案）は葬られた。その代わりに医療機関主体の調査を軸にした制度が設計され、医療被害者側が大幅に譲歩した結果、現在の制度が生まれた。制度の施行に向けた厚生労働省の検討会でも、そういうグループからのゴリ押しが目立った。

　しかし、他の業界で「責任を問われるなら最低限のことしか説明しません」という態度が通用するだろうか。それで「プロ」と言えるだろうか。

　診療契約の法的な面から言っても、少なくとも医療機関は、患者・遺族に誠実に説明する義務がある（民法上の準委任契約に基づく顛末報告義務）。

　現在の調査制度は、医療従事者の個人責任の追及につながらないことを重視しているが、そのことと、組織としての説明義務、組織としての民事責任は別である。組織に民事責任が生じるなら賠償すべきで、医療機関は、そのために賠償責任保険に加入している。

　医療従事者個人についても、刑事捜査を受けたときに黙秘権はあるが、患者・遺族に対して、隠す自由、ウソをつく権利があるわけではない。

　医療機関、医療従事者は、一部のグループに惑わされず、本当の「プロ」であれば、どう対応するべきかを、よく考えてほしい。

遺族はどのように動くべきか

　遺族の側は、受け身で調査結果を待つのではなく、積極的に働きかけることが大切である。ポイントは、次のようなことだ。

（1）気持ちがつらくても、できるだけ解剖してもらう。
（2）死亡に納得がいかないときは、報告・調査をするよう医療機関に要請する。
（3）医療機関が報告・調査しない場合は、医療事故調査・支援センター（日本医療安全調査機構）に依頼して報告を促してもらう。
（4）調査委員会に、患者側で活動する弁護士などを加えるよう要請する。
（5）遺族へのヒアリングを求め、疑問点や調査してほしいことを伝える。
（6）事実経過のすりあわせと、中間報告を行うよう要請する。

（7）　カルテなど全ての診療記録の開示をできるだけ早く医療機関に請求する。

（8）　調査報告書には、再発防止策、教訓、改善すべき点を書くよう求める。

（9）　調査報告書は全文を渡してもらい、口頭でも十分な説明を受ける。

（10）　調査の進め方や調査の結果に疑問があれば、センターに調査を依頼する。

解剖をためらわない

　調査で大切なのは、原因分析や評価よりも先に「事実」である。

　そのためにまず大事なのは、できるだけ解剖してもらうこと。後から死因を確認したくなっても、火葬してしまえば、後の祭りだ。せめて死亡時画像診断（Ai）や、血液・尿などの採取はしてもらう。ただし、画像診断で全てが分かるわけではない。

　医療機関が解剖や死亡時画像診断に応じないときは、警察へ連絡して検視・検案をしてもらおう（何らかの犯罪で死亡した可能性もないとは言えない）。

　遺族が別の病院に頼んで解剖してもらう方法もある。ただし、現実には協力してくれる病院がなかなか見つからないことが多い。

事実経過と診療記録を確かめる

　病状や診断、検査、治療などの経過も重要だ。医療機関側だけに調査をまかせていると、原因分析の前提となる事実経過がずれていることが、少なくない。

　最初の段階で、遺族が認識している事実経過を伝え、疑問や意見も伝えておく。できれば書面を作って渡すと良い。

　あわせて、診療記録全ての開示を、その医療機関にできるだけ早く請求する。調査が進行中でも、開示しない理由にはならない。記録の改ざんを防ぐ意味もある。

　開示された診療記録を、知り合いの医療関係者などの協力も得ながら読んでいけば、遺族の記憶と食い違う点や、知らなかった事実、新たな疑問点が浮かんだりする。

　調査委員会には、事実経過を整理できた段階で中間報告をしてもらい、食い違いがないか、確認しよう。

ケンカ腰にならずに

医療機関とは、なるべく冷静に話をする。医療事故調査制度の目的は、医療従事者の責任追及ではなく、原因究明と再発防止なので、そのことを踏まえておく。

ケンカ腰になって「訴えるぞ」と言ったりすると、医療機関が「防衛」の姿勢をとりがちなので、得策ではない。

とはいえ、身内の急な死亡にショックを受けている遺族が、ふだん縁のない医療事故調査の手続きに、自分たちだけで対処するのは難しい。

患者を支援する市民団体か、患者側で活動している弁護士に相談するのが良い。

また、センターに相談すれば、説明やアドバイスを受けられる。

院内調査の進め方やその結果に納得できないときは、センターによる調査を依頼できる（遺族から依頼するときの費用は2万円）。

調査結果をもとにできること

調査報告書では、過失の有無を示すような記述は行われないが、損害賠償請求の交渉、民事訴訟、刑事捜査に報告書を利用することは制限されていない。

遺族が個別事例を公表することも制限されていない。

また、補償や賠償を請求する相手は、医療機関とは限らない。

医薬品の副作用が原因なら医薬品副作用被害救済制度、ワクチンの法定接種ならば予防接種健康被害救済制度の申請がありうる。医療機器の不具合なら、製造物責任法によるメーカーへの賠償請求や、消費者安全調査委員会への調査要請もありうる。

医療機関が報告・調査を拒むとき

やっかいなのは、遺族が納得していないのに、医療機関が「対象ケースにあたらない」として、センターへ報告しない場合である。医療機関が「医療に起因する死亡ではない」と主張する場合と、「予期された範囲の死亡だった」と主張する場合がある。

　センターへ報告すれば、必ず調査を行う必要があるが、そもそも報告をしない場合はどうなるのか。

　遺族からの依頼でセンターが調査できる仕組みは、現在の制度にはない。センターが独自の判断で医療機関に調査を指示できる仕組みもなく、センター自身が代わりに調査に乗り出すことも認められていない。この点は、制度の重大な欠陥である。

　それでも、遺族からセンターに相談して事情を説明すれば、センターから医療機関に対して、事故報告を行うよう、促してもらうことはできる。

　それでも報告を拒むときは、患者側に立つ弁護士や市民団体に相談して、論点を整理した意見書を、その医療機関とセンターへ提出したり、医療機関への指導監督を担当する行政機関に働きかけたりすることも、効果があるかもしれない。

　医療機関の態度があまりにも不自然・不誠実で、何かを隠していると思われるときは、弁護士に依頼して、裁判所を通じた手続きで診療記録の証拠保全をすることも考えて良い。状況によっては警察に相談して事件性の有無を確認してもらうこともありうる。

精神科や療養型の病院、底辺病院も対象になる

　制度の対象は、「上等な病院」だけではない。大学病院では、研究や高度医療に関連した「暴走」がときどき問題になるが、中小の病院や小さな診療所では、問題の様相がまるで違ってくる。診療や看護のレベルが問われるほうが多いだろう。

　精神科病院や、高齢者の多い療養型の病院もある。2019 年の 1 日平均在院患者数は、精神病床が 28 万人余り、療養病床が 27 万人余りで、合わせると、病院の全ての在院患者の約 45% を占めている（2019 年「病院報告」）。

　各地の精神科病院では、職員の暴力による死亡、身体拘束中の死亡がときどき発覚している。薬の副作用とみられる死亡も少なくない。

　一般病院でも、もっぱら生活保護の患者を受け入れている病院がある。その中には残念ながら、医療水準の低い病院、患者が大切にされていない病院もある。

　2009 年には奈良県の山本病院の問題が発覚した。この病院は、生活保護の患者を多数受け入れ、必要のない心臓カテーテル検査・手術をやりまくっていた。ある男性患者には、手術の必要性がなく、執刀した経験もない肝臓の手術を、麻酔科医

も輸血の準備もなしで強行して、死なせてしまった。院長は業務上過失致死罪で有罪が確定したが、ほとんど「未必の故意」ではなかろうか。

そういった劣悪病院も存在することを考えると、報告・調査の対象を院長が判断し、その医療機関が主体になって調査する方式は、どうなのであろうか。

また、一般の病院を含めて、身寄りのない患者、家族との関係が切れている患者が急死することもある。家族がいなければ報告・調査しなくて良いわけではない。

改善したいこと

個人の意見として、さしあたり改善してほしいことを、いくつか挙げる。

・医療事故という用語を変える

現在の医療法では、報告・調査の対象となるケースを「医療事故」と呼んでいる。この用語は、医療従事者に心理的抵抗感をもたらし、報告したがらない傾向を生んでいる。

医療事故とは、過誤の有無を問わない用語であって、法的責任の有無とは関係ない。だが、そういう説明をしても医療機関は「医療事故が起きた」と判断するのを不名誉なことと考えがちである。利害というより、プライドかもしれない。

言葉の力は軽視できない。以前に厚生労働省の補助によって 11 都道府県で実施された「診療行為に関連した死亡の調査分析モデル事業」(2005 年 9 月〜 2015年 3 月)のときは「診療行為に関連した死亡」という用語だった。

今の制度でも、医療事故ではなく、「診療関連死」あるいは「思いがけない死亡」といった用語に変えたほうが良い。

・センターに判断権限を

関西の公立精神科病院で 2021 年 2 月、40 歳代の男性患者が急死した。入院して約 2 カ月。多種類・大量の精神科の薬剤を投与されていた。死亡診断書で死因は虚血性心疾患と書かれたが、明確な根拠はなく、遺族は、医療事故調査制度で原因を究明するよう求めた。けれども病院側は「診療に起因した死亡ではない」と主張。遺族がセンターへ相談し、病院へ働きかけてもらったものの、病院はかたくなに態

度を変えなかった。男性の姉は「病院への不信感でいっぱい。病院にとっては痛くもかゆくもない一件だったかもしれませんが、遺族にとっては一生消えない苦しみとなりました」と話す。

　調査・報告の対象かどうかの判断を当該医療機関が行い、それを覆す方法がないことは、現在の制度の最大の欠陥である。センターの判断によって報告・調査を義務付け、それでも医療機関が報告・調査しないときはセンターが調査する制度にする必要がある。

・遺族へのサポート

　現在の制度は、調査にあたる医療機関への支援を重視している。それは必要なことだが、遺族へのサポートが乏しく、東京の中央事務局が電話、メール、郵便などで相談を受けるだけだ。少なくとも地方ごとに事務局を設け、そこのスタッフが現場へ出向いて医療機関と遺族への制度説明、支援にあたる体制を構築するべきではないか。

・ケースの概要を公表する

　センターは、個別事例を一切公表できず、報告を集計した中から、類似事例が目立つテーマを取り上げて注意喚起している。しかし、統計上の数字や傾向だけではなく、具体的なケースの概要やストーリーがあるほうが、教訓として実感しやすい。モデル事業のときは、個人や医療機関を特定されないよう工夫して、全例の概要を公表していた。

・根本的な見直しを考えよう

　現在の制度は、できるだけ活用するべきだが、正直に言って問題が多すぎる。運用の状況・課題を検証したうえで、抜本的な見直しを行う必要がある。

　調査は、当事者である医療機関ではなく、第三者を主体にしないと公平・公正さに欠ける。委員には、医療機関の関係者に加え、患者側で活動する人も加えるべきだろう。

　被害救済が全く切り離されている点も大きな課題だ。労災保険や産科医療補償制度を参考にしながら、医療過誤を対象とする民間の賠償責任保険も取り込み、無過

失補償の保険制度をつくってはどうか。保険料は医療機関と患者の折半でもよいか
もしれない。

2. 制度の改善に向けて
——国民が信頼する制度に

永井 裕之 （医療の良心を守る会・代表）

はじめに

　右手中指滑膜除去をする簡単な手術を受け、成功した妻は、翌日1999年2月11日朝、誤薬投与による3人の医療者のミスの連鎖で急死した。この年の春の交通安全週間の標語は、「事故はすぐそばにある。決して他人事ではありません。」であった。そのステッカーを通勤電車の窓に見た時、「医療事故はすぐそばにあった。決して他人事ではなかった」と思ったことを、今でも鮮明に思い出す。

　2000年4月に、学会が開催したシンポジウムで、医療事故調査制度の早期設立を訴えたのが、私にとっての最初であった。

　2008年8月、医療事故被害者らが、すでに活動していた5つの市民団体で緩やかな連合体を構成して、「医療事故調査制度の早期設立」を訴える「患者の視点で医療安全を考える連絡協議会（略称：患医連）」を立ち上げた。

　2015年10月に「医療事故調査制度」が施行された。しかし、私たちが求める制度とはかけ離れていたので、現在まで、医療事故調査・事故から学んで再発防止を図り、医療の質と安全の向上に貢献し、国民が信頼できる事故調査制度の実現を、私は訴え続けている。

　この制度の法案審議過程や施行にあたって、私たちが危惧する課題がたくさん

あった。そのため、「小さく産んで、大きく育てる！」ことを、厚生労働省、医療界に求めた。しかし、発足後 5 年半が過ぎた現在、上記の二者は大きく育てることを放棄しているのではないかと感じている。

　日本医師会は 2015 年 8 月、「医療事故制度の実現に向けて」と題して、次の 2 点を強調する声明を発信した。

---

　①目指すべき価値基準

　　・医療提供者と患者・国民の信頼関係

　　・医療の質の向上

　　・「対立」から「対話」へ

　②医療界、医師会の真摯な姿勢と一丸となった取り組みがみられている

　また、厚生労働省は、制度公布から 2 年以内に行うべき見直しの機会であった 2016 年 6 月にわずかな運用の変更を行ったのみで、その後、抜本的な問題の解決を行わなかった。

　制度開始以前・開始当初から指摘していた問題が残されたまま運用され、5 年を経て一層、制度の問題が顕在化している。

　私たちは、厚生労働省が医療事故調査制度の見直し検討会を直ちに設置することが必要であると、2020 年 12 月に厚生労働大臣に要請した（**巻末付録**）。何らの動きがみられなかったので、2021 年 4 月に再度要望を提案した。

　2021 年 5 月末に厚生労働省に出向き、医療安全推進室長と懇談をした。室長は、コロナ禍対応と医療界が制度を問題視する発信をしていないことを理由に、国民を巻き込んだ信用できる制度に向けて真剣に取り組もうとしていないように感じた。

　今回の制度は、医療の現場（病院）が主体性を発揮して、調査し、再発防止を図ることになっている。患者・家族と一般国民は「蚊帳の外」である制度設定ではあるが、「事故から学ぶ」姿勢を限りなく推進して、遺族から感謝された実例が増えてきている。

　この制度を運用する決定権は、病院の管理者（院長、副院長ら）にある。管理者と医療者のプロフェッショナル・オートノミー（自律性）の発揮にかかわる制度であり、特に管理者の意識改革が決め手となる。産業界で、安全・安心と質の確保と

人材育成の大切さを体験した筆者が、病院・大学などで講演している「医療界・医療者に期待したいおもい」の一部をここに綴る。一人でも多くの医療者が共感してくれることを願いつつ……。

1. 医療界・医療者に期待したいおもい

1）医療安全は経営の根幹である

　「医療安全」が叫ばれ、早くも 20 年になろうとしている。この間、医療機関の取り組みは、旧態依然の施設と、しっかり取り組んでいる施設の格差は、年ごとに広がっている。

　特に、医師の方々から「医療に安全はない」「医療の不確実性を理解してもらえない」「長い間、安全に取り組み、もうすることがない」などの話を聞く。

　医療安全・質の向上は、「専門力（技術）」「質（病院、各部門、個人）」「システム・仕組み改善」へのたゆまぬ挑戦により向上していく。そのためには、管理者（院長・副院長など）の強い意思と、各医療従事者の熱意（たゆまぬ改善、挑戦）によって、一歩一歩進んでいくのである。その評価尺度として、「自分が、家族が利用したい病院なっているか」が、キーワードである。

　「安心・信頼（信用）」という言葉を発信する病院が多くある。しかし、その言葉は、患者・家族、市民の心の満足度の問題であり、利用する方々が、「安全で、安心な病院」「信頼できる医療者」などと評価することであり、キーワードは「職員同士の信頼関係は？」「選び続けられる病院か？」なのである（**図表1**）。

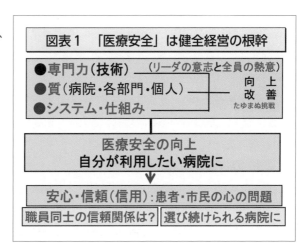

図表1　「医療安全」は健全経営の根幹

●専門力（技術）　（リーダの意志と全員の熱意）
●質（病院・各部門・個人）
●システム・仕組み
　　　　　　　　　　　　　　　　向　上
　　　　　　　　　　　　　　　　改　善
　　　　　　　　　　　　　　　たゆまぬ挑戦

医療安全の向上
自分が利用したい病院に

安心・信頼（信用）：患者・市民の心の問題
職員同士の信頼関係は？　選び続けられる病院に

2）報告文化の醸成を

　講演などで、「正直文化が安全文化を造る」と話をしてきた。ある時、

医療安全の第一人者である医師から、「医療では報告文化がまだ定着していないのですよ」と聞き、びっくりした。それ以後、「報告文化・正直文化が安全文化を造る」と改めている。

メーカーの研究・開発・設計技術者を勤めた私に、松下幸之助さんが「サービス業では、お客様は神様である」「悪いこと（不良・事故情報）は、すぐにトップまで報告すること」、そして、「トラブル・クレームには宝が潜んでいる」から、「被害者意識を持つな」と注意され、「良い話は外から聞くことで良い」などといつも喚起されていた。

「医療もサービス業」であるべきというと、多くの医師から「物を扱うメーカーとは違う」と言われる。それなら、「患者第一」「患者中心」「患者本位」などと口だけ唱えているのかと、言いたい。患者満足度を上げるためには、「コミュニケーション」「ホウレンソウ（報告・連絡・相談）」を徹底すべきである。

3）患者中心の医療、インフォームド・コンセント

「患者中心」とは、対面する患者・家族を肉親同等以上に接し、まず聴き、何を心配したりしているのかなど、「目線があった会話」をすることにより、良好なコミュニケーションができるのである。私の裁判で、裁判官は、「適時適切に説明する義務を負っている」と、何度も強調していた。この「説明」とは、「相手に分かるように、順序立てて話すこと」であると思っている。

「インフォームド・コンセント（IC）の徹底」とは、「説明と合意」と理解して、法的責任回避のための書面作成をして、ICをとったとしている医師が多くいる。望ましいICは、「医療者と患者・家族との情報と決断の共有」をして、「患者・親族が納得し、患者が自己決定をすることである」。

この過程を経た患者・家族は、不慮の事態が発生した場合でも、患者・家族が事態を受け入れ、病院の対応を問題視する人を、私は知らない（**図表2**）。

4）医療対話推進者の役割

2012年4月、診療報酬改定で患者サポート体制充実加算が新設された。患者・家族と医療をつなぐNPO法人「架け橋」（略称：NPO法人架け橋）は、厚生労働省の認可を受けて、医療対話推進者の養成研修事業を行っている。

医療者と患者・家族が真摯に向き合い、当該医療者が説明責任を果たすためのより良いコミュニケーションを促進できるように支援する役割を担う新たな職能である（**図表3**）。

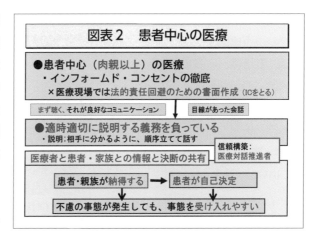

図表2　患者中心の医療

●患者中心（肉親以上）の医療
・インフォームド・コンセントの徹底
　×医療現場では法的責任回避のための書面作成（ICをとる）

まず聴く、それが良好なコミュニケーション　　目線があった会話

●適時適切に説明する義務を負っている
・説明：相手に分かるように、順序立てて話す

信頼構築：
医療対話推進者

医療者と患者・家族との情報と決断の共有

患者・親族が納得する　➡　患者が自己決定

不慮の事態が発生しても、事態を受け入れやすい

図表3に示す7つの心得のうち5番目の「公平性・中立性を超える」は、患者・家族と対応する時に最も大切な心構えである。病院の職員である医療対話推進者はともすれば、病院側に立って相談に応じていると利用者は思うのは当然である。

図表3　患者・家族と医療をつなぐNPO法人「架け橋」

医療者と患者・家族間の信頼関係の構築を目的とし、コミュニケーション・対話を促進するために、医療者への支援と啓発を提供

架け橋の理念（医療対話推進者の7つの心得）

1　傷ついた気持ちに寄り添う
2　関係者の話を聴き、一緒に考える
3　患者・家族、医療者を心から尊重する
4　肩代わりするのではなく、向き合うことを支える
5　**公平性・中立性を超える**
6　医療事故分析の調査には関わらないが、連携する
7　小さな信頼から大きな信頼へ

ある時には医療者に、またある時には利用者に、「やじろべい」のごとく親身になって、公平・中立を超えて、聞く耳を傾けることが大切であり、信頼関係を構築するうえで重要なスタンスであり、大変難しいスキル・人間性の発揮が必要になる。

5）真のチーム医療を

ほとんどの病院では、「チーム医療」という名の下で、診療・施術を行っている。しかし、そのチームとは、名ばかりでの運用になっているのではないか？

例えば、患者・家族が「執刀医は誰ですか？」と尋ねると、「チーム医療ですので、名前は言えません」と答えていることが多い。

そのチーム構成は、円錐の頂点に医師が君臨し、看護職、さらにコメディカルがサポートとしているのが現状である。チームの中に「患者・家族」を参画させていない（**図表4**）。

患者家族を巻き込ん

図表4 「患者・家族を巻き込んだチーム医療」

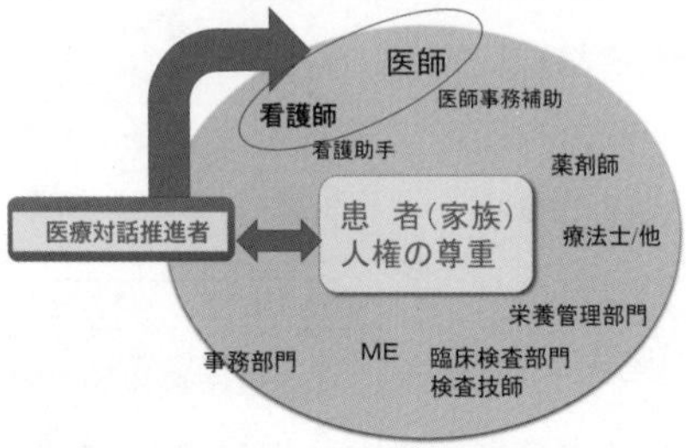

「患者を医療の中心に」(世界患者安全サミットin東京宣言)
...患者自身の関与（患者からの情報収集）

だチームとは、「ドーナツ状」の真中に「患者・家族」を置き、その外周に全ての医療者が参画していることである。チームリーダは、各職能、個人の分担を明確にして、連携を強める取り組み、チーム力を最大に発揮できるようにメンバーをまとめていくことが大切である。円錐のトップに立つリーダーが偉いということではなく、リーダーこそ「プレイング・マネジャー」として、率いていく姿が望ましい。

患者・家族が「参加と協同」するチーム医療こそ、患者・家族の「満足度 UP」につながり、不幸にして「死亡退院」するときにでも、家族は「ありがとうございました」と礼を述べ、「また、この病院に、この医師にお世話になりたい」と、信頼関係を深めるのである。

医師中心型（パターナリズム）のチーム医療から、フラットなパートナー型の医療に変革している病院の実現を期待し続けたい。その実現のためには、病院職員間と患者との「挨拶徹底」と「せんせい」、「さま」の呼び方から、「さん」で呼び合う運動の大切さを、私はサラリーマン時代プレイング・マネジャーとして学び、チームを率いた実績を自負している。

かつて、初台リハビリテーション病院の当時の石川誠理事長と話をした時、「うちの病院では勤務の都合からリーダーが日々変わることが多いので、職位の呼称をやめ、さん付けで呼び合っています。確かに、組織のフラット化、チームの活性化が実現し、情報共有と連携強化ができています」 と、私の提言について、同意す

る実情を語ってくれた。

6）医療事故らしきことへの対応

　医療事故に限らず、事故に遭遇した被害者・遺族の願いは、なにが起こって急死したのか知りたいと思うことである。家族は本当のことを話してほしいと望み、「対立」したいということではなく、「対話・説明」を願う。その対応をする時に、間違っても「初期消火」したいと感じるような言動を、医療者はとらないことである。家族からのヒアリングをしっかりして、「事実経過の共有」に努め、ボタンの掛け違いをしないことが大事である。

　家族が苦情を述べるのは、医療側の説明・コミュニケーション不足、対応の悪さなど改善すべき問題が多いのではないかと、素直に聞き取ることである。

　「望ましい医療事故対応」－うそをつかない医療－をつらぬくこと、すなわち誠意を示し、「隠さない」「ごまかさない」「逃げない」対応をすること。特に「逃げない」こととは、予期していなかった死に直面した遺族は、お世話になっていた主治医や担当看護師らに会って、話を聞きたいと願うが、それらの方々に会わせてもらえないのが実態である。「動転しているから……」などと説明するが、家族はもっと動転している。そして、「口裏合わせ」をしているのではないかと、疑心暗鬼になっていく。「当該医療者が真摯な姿勢（説明・謝罪など）を示す機会を逸しない」ことは、当事者にとって、その後の立ち直りに有効であることを知ってほしい。

7）「新たな取り組み（医療安全）」で大切なこと

　医療安全・質の向上は、未来永劫続くテーマである。その新たなテーマに挑戦するために、「自己革新（意識の改革）」が叫ばれる。しかし、たやすいことではない。

　①正しい自己分析・自己認識なくして、自己革新・成長はありえない。

　②人間についたカキ殻は、そう簡単には取れない。

　身につけてきた生き方・考え方・行動スタイルが 一朝一夕に変えられないことに気付き、「自己革新」に挑戦し続ける意志を強く持たなければならない。

　「医療安全の取り組み」を「あなたは真剣にやりますか？」。上司から言われたので、「やりたくないのにしょうがないから１年間は……」などと思って担当しているの

であるならば、害あって益なしである。即刻、担当を辞退すべきだと思う。

新しい取り組みに挑戦する時、自らの「熱意と柔軟性」を持ち、周りを巻き込む熱心さが必須であり、多くの人に接し、素直に聞く姿勢、すばやい判断と対応をする力がいる。

また、リーダーを担当する場合は、「異端児」にならなければならない。そして、「率先垂範して改革を！」を実行してほしい。しかし、院長や副院長の「虎の皮」を身に着けていなければ、メンバーがついてこないことも知っておくべきである。

なぜならば、全ての人間は2つの弱さを持っている。1つは、「正常化の偏見」である。自分にとって都合の悪い情報を無視し、過小評価する。例えば、非常ベルが鳴っても、誤動作だと思い、行動に移さないことなどだ。もう1つ、それ以上にやっかいなのは、「認知的不協和」である。新たな挑戦を妨げている言動をすることである。「わかっちゃいるけど……」「みんな……、今までだって」「やっていない、やらない自分を正当化する理由を探す」「そんな理由は簡単に探すことができる」のである。

おわりに（医療者のみなさんに）

1）専門力と人間性（バランスよく）

①専門力の拡充──「まず一本柱を造れ、高く、太く」

当然のことである。柱が高く、太ければ、根は周辺に広がり、枝ぶりは素晴らしくなってくる。そのようになれば、大きな枝が数本（専門力）容易に育ち、幹（身）もより太くなる。

②人間性の向上──「専門力以上に大切な場合がある」

医療者としての倫理観、責任感を強く持つことであり、それらは「いろいろな体験・経験」「多くの人（特に異業者）との出会い」により、「視野の広さ、発想の柔軟、見識」などが充実していくのである。

医療に従事しているみなさんは、「人を好きになる・人が好きですね？」

なぜこんな問いかけをするのか。人の心は鏡以上である。鏡は入ってきた光の何分の一しか反射してこない。しかし、人間の心は他人の言動に対して、発信した人のおもい以上に反応するのである。特に、「悪口や批評、非難など」に対して、何

十倍にもなって傷つくことがあるのだ。医療者のみなさんは、「他人への思いやり、相手の立場を気づかう感性」を持っていてほしい。

2）論理的に NO が言える対応力の啓蒙を！！

「みざる」「きかざる」「いわざる」は、長年続いている「国民」「組織人」の美徳（？）だ。しかし一方で、世界の一員である日本人の欠点の１つでもあると思う。「忖度」という言葉をつい最近知り、「ヒラメ人間」と同意語だと思っている。

医療者のみなさんは自らが、論理的に NO が言える対応に必要な判断力、決断力をもち、環境（システム、仕組み）造りと、次の世代を担う若い医療者の人材育成にも力を尽くしてほしいと願うのである。

グローバル化が進む 21 世紀で日本人にとって大切なことは「よく観て、よく聴いて、信念を持って言動する」ことである。

■参考文献

1）永井裕之．断罪された「医療事故隠し」─都立広尾病院「医療事故」事件, あけび書房, 2007 年.

2）豊田郁子．増補新版 うそをつかない医療─患者と医療者をつなぐ仕事, 亜紀書房, 2016 年.

3. 医療事故調査・支援センターの権限・機能拡充の提言

岸本 達司 (弁護士)

はじめに

2015年10月から施行された医療事故調査制度は、医療機関による院内調査が基本とされ、中立の機関である医療事故調査・支援センター (以下、調査・支援センター) が一定の関与をする制度として設計されている。

現行の医療法における調査・支援センターの主な権限は、次のとおりである。

①医療事故が発生した場合に、病院等からその報告を受けること (医療法6条の10第1項)

②病院等が医療事故調査を終了したときは、その報告を受けること (同法6条の11第4項)

③医療事故調査の実施に関する相談に応じ、必要な情報提供および支援を行うこと (同法6条の16第5号)

④病院等または遺族から、医療事故について調査の依頼があったときは、必要な調査を行うことができる。この場合、調査・支援センターは、病院等に対して、説明や資料の提出等の協力を求めることができ、病院等はこれを拒んではならず、拒んだときは、その旨を公表することができる (医療法6条の17)。

医療事故調査の中立性・公正性を高めるためには、調査・支援センターの権限・

機能を拡充することによって、実効性を確保することが不可欠である。

　そこで、以下において、調査・支援センターに関する制度改革を提言する。

1. 提言1

　調査・支援センターは、遺族から医療事故について相談があった場合において、「医療事故として報告を推奨する」か、否かの結果を、当該遺族および当該医療機関に伝達する。

【提言の理由】

　現在、医療機関が、調査・支援センターに対し、当該事案が「医療事故」に該当するか、否かを相談した場合には、同センターは、医療機関に対する支援として、同センターの複数の専門家らにより合議を行い（「センター合議」という）、「医療事故として報告を推奨する」か、否か等の結果を医療機関に助言として伝えている。

　これに対し、遺族が医療機関に対して、医療事故調査の実施を要望したところ、当該医療機関が「医療事故」に該当しないとして、調査を実施しようとしない場合において、遺族が調査・支援センターにその旨の相談をしたとき、同センターは、相談内容等を医療機関に伝達することになっている（厚生労働省医政局総務課長通知・2016 年 6 月 24 日）。このように、現行制度では、遺族による相談の場合、調査・支援センターは、遺族の相談内容を医療機関に伝達するだけとなっている。

　しかし、医療機関に相談内容を伝達するだけでは、本来は院内調査が実施されるべき「医療事故」に該当する場合でも、医療機関が、当該事案が「医療事故」に該当すると見直さない可能性がある。

　そこで、医療機関から相談があった場合だけでなく、遺族から相談があった場合においても、調査・支援センターは、センター合議をしたうえで、「医療事故として報告を推奨する」か、否か等の結果を、当該遺族および当該医療機関に通知する制度に改革することを提案する。

　この制度は、医療法6条の 16 第5号の「医療事故調査の実施に関する相談に応じ、必要な情報提供および支援を行うこと」に基づく運用として実施することが可能であり、既に法律の根拠はあると解されることから、行政の通達を発出するなどすれば可能になると考える。

2. 提言2

【提言1】の実効性を確保するために、以下の制度を創設する。

（1）調査・支援センターは、遺族から相談があった案件について、「医療事故」に該当するか、否かを判断するために必要な調査を行うことができ、医療機関に対して、説明や資料の提出等の協力を求めることができるものとする。医療機関が、これを拒んだときは、その旨を公表することができるものとする。

（2）当該医療機関が、調査・支援センターから、「医療事故として報告を推奨する」という通知を受けても、医療事故として報告をしなかった場合には、同センターは、当該医療機関に対し、指導・勧告を行うこととする。

　　これに対して、当該医療機関が、その指導・勧告に応じず、医療事故として報告をしなかった場合には、同センターは、当該医療機関名を公表する措置を講じることができるようにする。

【提言の理由】

（1）遺族から相談があった案件について、調査・支援センターが、「医療事故」に該当するか、否かを判断するためには、当該医療機関から説明を受けたり、医療記録等の資料の提供を受ける必要がある。そこで、調査・支援センターが、必要な調査を行うことができるように、根拠となる法令を整備する必要がある。

　　また、調査・支援センターの調査の実効性を確保するために、医療機関が、同センターの協力要請を拒否した場合には、当該医療機関名を公表できるようにする。調査・支援センターによる調査および医療機関名の公表は、医療機関に対して一定の負担を負わせることになるから、医療法に根拠となる条文を新設する必要がある。「医療事故」に該当するか否かが未確定の段階で、調査・支援センターによる調査権限を認めるのは行き過ぎではないかとの批判もあり得るが、本来報告されるべき医療事故が報告されるようにするためには必要な改革と考える。

（2）調査・支援センターの2019年年報によると、2019年には、医療機関が同センターに対し、当該事案が「医療事故」に該当するか否かを相談した場合において、同センターがセンター合議をし、「医療事故として報告を推奨する」という結果を医療機関に助言した37件のうち16件（43%）は、上記助言に

もかかわらず、医療事故として報告されなかったという。

　このように、医療機関は、センター合議に基づく助言に反して、医療事故として報告せず、院内調査を実施しなかったとしても、何の制裁等も受けることもなく、放置されている。

　そこで、医療機関が、調査・支援センターの通知に反して、医療事故として報告をしなかった場合には、同センターは、指導・勧告を行い、医療機関がその指導・勧告に応じなかった場合には、当該医療機関名を公表する措置を講じることができるようにする。

　医療機関名の公表は、医療法に根拠となる条文を新設する必要がある。

3. 提言3

　調査・支援センターが、「医療事故として報告を推奨する」と通知をした場合において、当該医療機関が報告しないときは、同センターが、医療事故調査を実施できるようにする。その調査結果は、遺族および当該医療機関に報告する。

【提言の理由】

　現行制度においても、医療事故が発生した医療機関の管理者又は遺族は、医療機関の管理者が医療事故として調査・支援センターに報告した事案については、同センターに対して調査の依頼ができる（医療法6条の17）。

　しかし、現行制度では、医療機関が、医療事故として報告をしなかった場合には、調査・支援センターは、医療事故調査をすることができない。

　そこで、調査・支援センターが、医療機関に対し、「医療事故として報告を推奨する」と通知したにもかかわらず、当該医療機関が、医療事故として報告をせず、その結果、医療事故調査を実施しないときは、同センターが、医療事故調査を実施できるようにする。この制度改革は、医療事故報告がなされていない案件について、調査・支援センターによる医療事故調査を可能にするものであるから、新たに法律の根拠が必要になると考えられる。

4．提言4

　医療機関による院内調査と調査・支援センターによる調査の双方が実施された場合において、双方の調査結果に齟齬があったときには、同センターは、当該医療機関に対し、上記相違点等に関し、補充の院内調査を実施し、その結果を同センターおよび遺族に報告することを指導・勧告できるようにする。

【提言の理由】

　院内調査と調査・支援センターによる調査の双方が実施され、その結果、院内調査では、医療行為に特に問題はないとされたが、センター調査では、改善を求める事項があるという結論となり、調査結果に齟齬が生じた場合には、再発防止措置を講じるために、院内調査が尽くされる必要がある。双方の調査結果に齟齬があるのに、そのまま放置されるようなことがあってはならない。

　この制度は、医療法6条の16第5項の「医療事故調査の実施に関する相談に応じ、必要な情報提供および支援を行うこと」に基づく運用として実施することが可能であり、既に法律の根拠はあると解されることから、行政の通達を発出するなどすれば可能になると考えられる。

5．提言5

　調査・支援センターが再発防止・医療安全のために有意義と判断した報告書については、個人や医療機関等が特定されないように配慮したうえで、同センターのウェブサイト等で要約版を公表する。

【提言の理由】

　現在、調査・支援センターは、収集した院内調査報告書を整理・分析して、再発防止策として、提言をまとめ、公表しているが、個別の院内調査報告書および同センターが実施した調査報告書は一切公表されていない。

　個別の院内調査報告書および調査・支援センターが実施した調査報告書は、再発防止・医療安全のために有意義な情報が含まれ、国民が共有できるようにすることが望ましいと考えられる。

　そこで、調査・支援センターが再発防止・医療安全のために有意義と判断した報

告書については、個人や医療機関等が特定されないように配慮したうえで、要約版を公表するようにすべきである。

　要約版の公表は、医療法6条の16第6号「医療事故の再発の防止に関する普及啓発を行うこと」に含まれると解されるから、法令制定の必要はなく、調査・支援センターの業務の運用において実施可能と考えられるが、運用方法を明確にするために、行政通達の発出等をすることが考えられる。

　なお、医療機関によっては、院内事故調査の報告書の概要を個人情報に留意した上で公表しているところがあるが、調査・支援センターは、医療機関に対し、院内事故調査の報告書の内容を公表することを推奨し、医療事故の調査結果を広く共有することが医療安全を推進する上で有意義であることを改めて周知徹底すべきである。

おわりに

　現行の医療事故調査制度では、調査・支援センターに報告して、原因を解明するための調査を実施しなければならない「医療事故」に該当するか否かの判断が、医療機関に委ねられている。ところが、医療事故調査制度施行されてから5年が経過しても、医療事故の報告件数は、当初の想定を大幅に下回ったままであり、地域や医療機関によっても、大きなばらつきがあるといわれている。

　また、医療事故調査が実施されても、その調査方法・内容の「質」には相当の格差があると考えられる。

　そこで、中立の機関である調査・支援センターの権限・機能を拡充し、その関与を強化することによって、本来報告されるべき医療事故が報告されるようになり、また、実施される医療事故調査の「質」を向上させる改革を実施することが必要と考える。

　上記提言を実施することになれば、医療機関の負担が従来よりも一時的には、増加することも予想されるが、医療事故の遺族、ひいては国民の医療事故調査制度に対する信頼を確立していくためには、制度改革を不断に検討し、実行していくことが肝要である。

4. 院内医療事故調査は どうあるべきか

上田 裕一（地方独立行政法人 奈良県立病院機構・理事長）

　医療法に基づく医療事故調査制度は、2015 年 10 月から施行されたが、未だに病院管理者や当事者は、「医療事故として報告し調査をすることは、診療上の過誤を認めたことになる」との思いがあるのかもしれない。大学病院等の特定機能病院には、医療安全管理に専従する医師や看護師、薬剤師の配置が義務付けられているが、一般病院では医療安全活動に従事する人材は限られ、医療事故調査の経験が乏しい状況にある。したがって、調査委員会を設置するとしても委員、特に外部委員の人選は難しいと思われる。さらに専門性が高い領域の事例では調査委員会を設置すべきかの判断は、規模や診療体制も異なり、管理者が相談する相手によっても異なる。本稿では、医療事故調査の基本的な事項、留意点について記載する。

　なお、この内容は上田裕一著「院内医療事故調査の課題」[1] から抜粋、改変したものである。

1. 事故調査委員会の設置

　事故調査委員会は、院内の医療安全管理指針に従って院長が設置することになっているが、医療法に基づく調査制度の対象となる「管理者が予期せぬ診療関連死亡

と判断した」事例に加えて、重大な有害事象が発生した生存例も調査対象とすることが望ましい。調査委員会は、なぜこの医療事故が発生したのかを検証するものであり、医療過誤か否か、あるいは病院の責任を判断するものではない。調査の目的は事故の原因、背景（組織体制）などの要因を明らかにし、再発防止策を講じて医療体制を改善することにある。院長は病院として公正で透明性が確保された調査を行い、説明責任を果たすことを当事者や関係者に伝えて、調査への協力を要請しなければならない。

2. 調査委員会の構成

　当事者や関係者（院内では彼らだけが専門領域のエキスパートである）を除外して、院内の職員だけで委員会を構成すれば、専門の診療内容を調査すること自体が困難となる。さらに、医療事故調査の経験者がいない場合には、調査の手法も定着しておらず、診療記録から事実経過の確認はできたとしても、診療過程での認識不足や誤認などの指摘から、当事者の不注意や責任が注目されがちで、院内委員による調査の限界とも言える。なお、事故の関係者は院内の同僚であり、診療科に踏み込み調査することにも遠慮があるかもしれない。医療事故調査制度では、支援団体や専門学会に外部委員の推薦を依頼することを推奨しているが、外部委員を加えて客観性と透明性を高める認識はあっても、初めての場合は厳しい調査になるのではないかと危惧して招請は難しいようである。

　さらに、専門診療に加えて、施設の医療システムや組織文化の観点から背景要因も検証しなければならないが、それには、医師だけではなく看護師、薬剤師、各種専門職も加わった調査委員会を組織しなければならない。また、外部委員が専門医1人では責任が過重となるため、複数名の参画が望まれる。調査経験のある委員が複数加われば、調査・分析手法を共有でき、透明性も担保できる。なお、候補となる外部委員には、あらかじめ医療事故の概略を説明して就任を依頼する。承諾が得られたら、改めて病院長名での委員の就任依頼状、ならびに施設の委員会規定とともに事例の概略を送付するという手続きが一般的である。

　委員会の開催日程を調整することを考慮すると、委員は6〜10名が適当である。委員長は、第1回の調査委員会で選出されるが、調査の経験を有していることが望

ましい。さらに、医療専門職以外の外部委員（弁護士や有識者）が加わることも有用であり、判断の基準や専門用語・略語の説明なども分かりやすい報告書の内容、記述となる。

3. 委員会の進め方

　第1回の調査委員会までに、院内の安全管理部と事務局は、診療記録や画像検査・手術録画などを収集整理し、調査委員会で用いる資料を準備する。調査委員会は事例にもよるが、3回から10回以上を要するので、まず、最初に日程調整を行い、数回の開催日を確保すると良い。しかし、委員が多いと日程調整が付かず委員会が開催できないまま数カ月以上経過することも稀ではないので、委員数は6～7名が良い。

（1）事故の事実関係を認定する

　診療記録、検査データなど院内の関係書類（診療規則や手順書）の精査によって、診療経過を確認する。内部委員が中心となって、事故の重要部分は人的関与を軸に整理し、時系列経過表を作成する。委員会ではその経過表の記載をもとに、時間的なズレや医療従事者の認識に差異がないかなど、診療記録をもとに詳細に検討する。この事実確認と疑問点の摘出が調査の出発点であり、最も重要な作業となる。

　次に、家族や関係した医療従事者から聴取する要点をまとめた上で、対象者を決定する。なお、病院長からは当事者や関係者にヒアリングへの協力を求め、この内容によって処分しないことを明言し、不安を軽減することも重要である。チャールズ・ビンセントらが提唱した「臨床上のインシデントに関するシステム分析：ロンドン・プロトコル」[2] や、日本医師会研修ワークブック院内調査のすすめ方[3] には、ヒアリングの環境設定や当事者の精神面に配慮すべき点まで詳細に記載されているので参照していただきたい。

　ちなみに、「ロンドン・プロトコル」の「1. はじめに」は、「今回のプロトコルでは、単なる過誤（fault）の同定や非難という常識的レベルに止まることなく、インシデントの調査と分析が、包括的かつ慎重な形でなされるようにすることを目的としている。通りいっぺんのブレインストーミングや『専門家』によるあやしげな即断

的評価などよりも、筋道を追った考察の過程こそが、インシデントの調査と分析を成功裏に導くこととなる。このプロトコルに述べるアプローチは、臨床上の専門的知識に代わるものではないし、個々の臨床家のインシデントに対する深い見識の重要性を否定するものでもない。むしろ、臨床上の経験や専門知識が最大限活用されるようにすることが狙いなのである」と調査と分析の主旨が記されている。この文章を調査方針の根幹とすることを各委員は理解して参画することが大前提となる。

（2）事故の要因分析

　第2～3回の委員会では診療録、時系列経過表の内容を確認した後、ヒアリングを行って事実経過を認定する。この事実認定からは事故の要因がリストアップされるので、それぞれについて要因分析を行う。医療現場では複数の業務が同時進行することが多いためエラーが発生しやすく、さらに複数の職種が関与する複雑なチーム構成では、システムの弱点が生じる。ジェームズ・リーズンが、組織事故の分析手法からスイスチーズ・モデル[4] を提唱したが、医療事故調査においても個人の過誤だけではなく、各種の防護壁（チーズの穴）をすり抜けた有害事象であることが判明する。すなわち、一人の不注意の責任追及ではなく、背景要因の調査、分析が重要なのである。例えば、個人の不注意に対しては、「不注意が起きたのはなぜか？」、その答えにも「なぜか？」と繰り返すことで、特殊な要因から組織の共通要因にさかのぼり、いわゆる根本原因を見いだすことができる。前述したチャールズ・ビンセントらの「ロンドン・プロトコル」はジェームズ・リーズンのスイスチーズ・モデルから発展したとも言え、医療事故の有用な調査手法として推奨したい。そもそも診療基盤となる組織のマネジメント文化には、「見えない潜在的失敗」が隠れているという考え方から始まっており、発生した「見える失敗」という臨床行為に影響する要因としては、労働／環境、チーム、医療従事者個人、業務、患者の5つの視点から分析する手法（**図表1**）である。さらに、エラーが発生した各種の防護壁・バリアについても検証を行う必要がある。

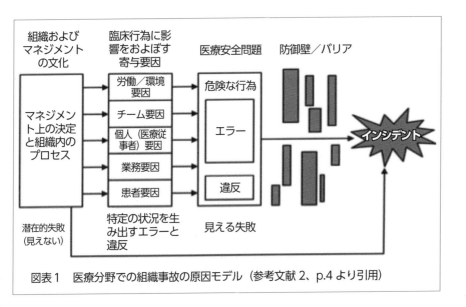

図表1　医療分野での組織事故の原因モデル（参考文献 2、p.4 より引用）

（3）調査結果から再発防止策の提言

　調査の最終段階では、システム分析に基づいて要因ごとに再発防止策を具体的に列挙して、院内においてその実効性を高めるように策定する。さらに、医療事故調査報告書から再発防止策を院外にも広く共有することで、類似の医療事故の防止策とするためでもある。まさに「医療事故から学ぶ」ことであり、個別の施設での改善策が、多くの医療現場に広く波及するように報告書は活かされなければならない。

4．報告書の記載

　報告書の構成・記載については、上記のマニュアル [2, 3, 5] や報告書 [6, 7, 8] を参考にして、委員会で合議しながら作成する。施設内で調査経験が少ない状況であれば、公表されている他施設の報告書 [7, 8] の構成を参考にするのが効果的である。記載の項目（**図表2**）の内容については、体裁や表現など学ぶところが多い。

図表2　調査委員会報告書の記載項目　（参考文献5、p.4 より引用）

1．医療事故調査報告書の位置づけ・目的
2．調査方法
　　（1）解剖調査（解剖、Ai を実施した場合）
　　（2）情報収集・整理の方法
　　（3）調査・分析の経緯など
3．調査結果
　　（1）臨床経過（患者情報・背景情報を含む）
　　（2）解剖、Ai 結果の概要（解剖、Ai を行った場合）
　　（3）死因（臨床経過、解剖、Ai の結果を踏まえて）
　　（4）検証・分析結果
　　（5）まとめ
4．再発防止策
5．院内事故調査委員会の構成
6．関連資料

　報告書の記載については、調査委員会で確認した診療経過、事故発生の事実のパートは内部委員が担当することが多い。外部委員が中心となって行うのは、委員会の議論で確認した事実の検証とその分析結果の記載である。実は、これが最も労力を要する。それは、外部委員は調査委員会で初めて顔をあわせることがほとんどであり、委員会の議論の中でお互いの考え方や評価の手法を徐々に理解していくことになる。委員の専門性は異なるので、全員が理解できるように説明資料や動画を用意して、委員会で専門的医学情報を共有するプロセスが不可欠となる。

　また、この検証部分の記載については症例報告などの論文記述とは異なり、留意すべき点が多い。最も留意すべき点は、医療事故調査は全ての経過と結果を知った上で、事後的視点から検証してしまいがちになることである。例えば、死亡に至った要因を分析していくと、死亡に至らない異なる選択肢の方が有効であったと判断されるかもしれないが、結果を知った上で振り返るのではなく、診療行為を施行す

る時点（事前的視点）で、その診療が適切であるか、施行した診療行為が複数ある標準的医療行為の範囲内にあるのかを検証することが重要である。結果はたとえ予期せぬ死亡であっても、標準的医療を行ったのであれば、医療行為は適切と事前的視点からは判断するのである。

　また、選択した医療行為が標準から逸脱していた場合には、さらに逸脱を生んだ「理由」「背景」についても検証して、その妥当性を検討する必要がある。こうした検証では、診療の選択の妥当性や他の診療との比較などが論点となるが、報告書には当事者が選択した診療を否定するような断定的な記述は避けねばならない。

　報告書は委員の専門性によってそれぞれ分担して記述することが多いが、上記の点については、たとえ専門性の高い内容であっても、外部と内部委員の全員でその記述を十分に推敲する必要がある。特に、専門用語については十分な説明がなければ、専門医が専門医に向けて記載した報告書となってしまい、一般には理解は困難となってしまう。したがって、専門用語や略語については別途説明し、できれば図も添付して理解しやすい報告書となるよう努めねばならない。これらの配慮が不足していないかについても、医療専門職以外の外部委員の参画、意見は極めて有用となる。分担執筆となるが、最終段階では委員全員で報告書の記載内容に責任を持つ意識で、全ての記述内容を読み合わせして確認、報告書を完成することが望まれる。

5. 医療事故調査委員会の課題

　管理者や執行部には、おそらく調査委員会を設置することに何らかの抵抗感があり、外部委員を招請することや外部委員主導による調査の意義を十分に理解されていないようである。できるだけ調査を避けて職員を守りたい、あるいは調査委員会は内部で実施し、管理者として責任を果たすとの思いがあるのかもしれない。こうした事故調査に消極的な病院と、外部委員を加えた調査委員会を設置する病院との二極化が進んでいるようにも思われる。この傾向は、医療事故調査・支援センターの「都道府県人口100万人あたり医療事故発生報告件数の分布」[6]からも窺われる。

　さて、2002年の名古屋大学病院[7]と2016年の群馬大学病院[8]の医療事故調査は、いずれも筆者が委員長を務めたが、病院管理者の医療事故対応の認識には違いがあった。前者は19年前に、「隠さない、ごまかさない、逃げない」を事故

調査の方針として掲げ、外部委員主導の調査委員会を設置、調査の透明性を確保し、事故の説明責任を果たした。一方、後者は数年前であるが、過去の多数例が調査対象で、当初の院内医療事故調査委員会は外部委員の参加は初回のみで、調査報告書は内部で作成され公表された。その結果、外部委員や社会からは調査に関する問題が指摘され、再調査を要する事態に陥った。再調査の委員会は6名の外部委員で構成されたが、さらに多数の専門外科の事例が対象となり、調査には多くの困難な点があった。大学との協定によって専門外科の学会が外部調査委員会を組織され、手術事例を網羅的に調査されたことによって、透明性と専門性の高い調査を達成できた。

　このように、医療事故調査は内部での調査には限界があり、調査経験のある外部委員の招請と複数の視点からの詳細な要因分析が欠かせないことを管理者は認識しなければならない。また、院内の医療安全管理に従事している専門職も、日常的なインシデントへの対応や院内活動はできていても、医療事故調査の経験が乏しい状況にある。調査に参画する人材の育成には、自施設だけではなく、他施設の医療事故調査に加わって調査手法を習得することも有用である。調査委員会には多職種が外部委員として参加することで、異なる視点から組織体制や診療環境の問題点を究明でき、貴重な経験となる。

　調査委員会報告書には、個別の医療事故調査の結果から当該施設に対する改善策が提言されているが、実は多くの医療現場に共通する内容でもあるので、これらの提言は広く診療現場に波及するよう活かされなければならない。そのためには否定的見解もあろうが、匿名化した調査委員会報告書の公開は、記載様式だけではなく、再発防止策の提言を含め、事故の調査手法や要因分析を学ぶ点でもその意義は大きいと考えられる。

■参考文献

1）上田　裕一. 院内医療事故調査の課題、甲斐克則・編、「医療安全と医事法」(p.93－117)、信山社、東京、2021年

2）Vincent C、Tayler-Adams S. 臨床上のインシデントに関するシステム分析　ロンドン・プロトコル

https://www.imperial.ac.uk/media/imperial-college/medicine/surgery- cancer/pstrc/londonprotocoljapanesetranslationver21111011.pdf

3）日本医師会 研修ワークブック院内調査のすすめ方 2018 年度 研修資料（Ver. 1.3）http://dl.med.or.jp/dl-med/doctor/anzen_siin/2018workbook.pdf

4）ジェームズ・リーズン．組織事故. 1999 年、日科技連出版社

5）全国医学部長病院長会議.医療事故調査制度ガイドライン
https://www.ajmc.jp/pdf/27.11.20iryoujiko-guideline.pdf

6）医療事故調査・支援センター 2020 年 年報
https://www.medsafe.or.jp/modules/advocacy/index.php?content_id=2

7）加藤良夫、後藤克幸・編著、医療事故から学ぶ―事故調査の意義と実践. 中央法規、2005 年

8）群馬大学医学部附属病院医療事故調査委員会報告書（平成 28 年7月）
https://www.gunma-u.ac.jp/wp-content/uploads/2015/08/H280730jikocho-saishu-a.pdf

あとがき

勝村 久司

　本書は、長年にわたる、多くの医療事故被害者や遺族の再発防止の願いと、患者安全と医療の質の向上を目指してきた医療関係者の努力によって、ようやくできた「医療事故調査制度」を、もっと活かしてほしい、という思いから企画されました。

　「医療事故調査制度」は、医療事故に遭ってしまった患者や遺族のためのものです。
　この制度がなかった時代、……それは、事故の原因を知りたい、という素朴で当然の願いを叶えようとしても、正しい事実経過の情報を得るだけでも多大な苦労が強いられ、かつ、それでもそれがなかなか叶わなかった時代でした。
　その後、本書に書かれたような経過を経た今も、なお、多くの患者や遺族に無理と不条理が強いられている今は、まだ過渡期なのです。だからこそ、本書を活用してほしいのです。

　「医療事故調査制度」は、患者安全と医療の質の向上を日々目指している医療関係者のためのものです。
　この制度がなかった時代、……それは、事故を再発防止に生かしたい、というプロとして当然の務めを実践しようとしても、そのためにはまず医療界の組織や文化を改革することへの尽力が強いられ、かつ、それでもそれがなかなか成しえなかった時代でした。
　その後、本書に書かれたような実践が進められてきた一方で、医療界全体にそれらが浸透しきれていない今は、まだ過渡期なのです。だからこそ、本書を活用して

ほしいのです。

　「医療事故調査制度」は、医療をより良くするためのものです。より良い医療は、患者の願いであり、医療者の目指すところでもあるはずです。

　医療だけでなく、どのような社会においても、どのような業界においても、事故の原因を調査して再発防止に生かすという循環は欠かせないはずです。にもかかわらず、それが妨げられることがあるとすれば、それは、事故が起きた際に、それを隠しておきたいと思ってしまう人の心かもしれません。

　親や教師は、大切な「子ども」を健全に育てていくためにこのように話すでしょう。「間違いや失敗をしてしまうことがあっても、そのこと自体をきつく叱ることはしない。ただ、嘘をついた時だけは、叱るよ」と。本当のことを話してくれるなら、間違いや失敗があっても、自ずから、反省し次に生かしていくことができるからです。つまり、本当のことを話すことができれば、大切な「子ども」が試行錯誤しながら健全に育っていくことができるからです。

　同じように、大切な「医療」を健全に育てていくためには、事故自体を問題視するのではなく、事故を隠して原因分析をしなかったり、再発防止に生かす努力をしなかったりする姿勢を問題視しなければいけません。

　みんなで医療を健全に育てていくために、本書を活用してほしいと願っています。

＊＊＊＊＊＊＊＊＊＊

　本書の編者である「医療情報の公開・開示を求める市民の会」は、1996年4月の設立された市民グループです。設立から25年が過ぎましたが、この間、毎月一回程度、大阪の石川寛俊弁護士の法律事務所の一室を借りて、関西在住の患者、被害者、医療者、弁護士、ジャーナリストなどが集まり、医療問題に関するさまざまな情報交換や意見交換等を続けてきました。

　そのメンバーで、2015年10月1日の「医療事故調査制度」の開始と同時に、『どうなる！ どうする？ 医療事故調査制度』という本を関西の出版社である「さいろ社」の松本康治氏に編集していただいて発行しました。

　制度が始まって 6 年が過ぎた段階で発行する本書は、その書籍を土台にしていますが、今回は東京の出版社に依頼し、執筆者も関西以外の方も加えて、6 年前の発行の際の 2 倍以上の方から原稿を寄せていただきました。

　多くの方に多くの事例をもとに執筆していただいたお陰で、「医療事故調査制度」の「活用 BOOK」として充実した内容にすることができたことを感謝しています。

　特に、6 年前の出版の際に大阪本社に勤務されていてとてもお世話になり、今は東京本社に勤務されている日本経済新聞社の前村聡氏と、2002 年の「患者のための医療」という雑誌の発行時からお付き合いいただいている篠原出版新社の井澤泰氏に、本書の編集において多大なるご尽力をいただいたことに厚くお礼申し上げます。

2021 年 10 月

巻末付録

「医療事故調査制度」に関する相談先・参考文献

【公的相談先】

●日本医療安全調査機構（医療事故調査・支援センター）

https://www.medsafe.or.jp/modules/public/index.php?content_id=6

相談専用ダイヤル：03-3434-1110（平日　9 時～ 17 時）

●厚生労働省医政局総務課　医療安全推進室

厚生労働省（代表）03-5253-1111（平日 18 時 15 分まで）

（内線 2579, 2580）「医療安全推進室」

【弁護士グループ相談先】

●医療事故情報センター

http://www.mmic-japan.net/

（事務局）〒 461-0001 名古屋市東区泉 1-1-35 ハイエスト久屋 6 階

Tel: 052-951-1731　Fax: 052-951-1732

●医療問題弁護団

https://www.iryo-bengo.com/contact/

Tel:（東京）03-6909-7680　（大阪）06-6362-3062　その他の地域は上記ホームページを参照

【市民グループ相談先】

●医療過誤 原告の会

http://www.genkoku.net/

Tel：090-6016-8423　　E-mail: info@genkoku.net

●医療情報の公開・開示を求める市民の会

http://hkr.o.oo7.jp/simin/index.htm

●患者の視点で医療安全を考える連絡協議会（医療の良心を守る市民の会）

http://kan-iren.txt-nifty.com/

Fax： 047-380-9806 E-mail: kan-iren-info@yahoogroups.jp

●患者の権利オンブズマン東京

http://kanjakenri.com/doukousienjigyou.html

【参考文献（図書）】

●『患者安全への提言〜群大病院医療事故調査から学ぶ〜』

上田裕一・神谷惠子（編著）、日本評論社、2019 年 11 月 25 日発行

● 『院内事故調査の手引き』

生存科学研究所医療政策研究会（著）、上田 裕一（監修）、医歯薬出版、2009 年
9 月 1 日発行

● 『院内事故調査実践マニュアル　法令準拠』

公益財団法人 生存科学研究所医療政策研究会（著）、中島　勧（監修）、医歯薬出版、
2015 年 9 月 25 日発行

【参考文献（ホームページ）】

● 『患者安全への提言は生かされるか』公益財団法人 生存科学研究所令和 2 年度
　 助成研究事業シンポジウム講演記録集

　 https://kuma2300.wixsite.com/website

● 『医療事故調査制度に係る指針』公益社団法人 全日本病院協会

https://www.ajha.or.jp/voice/pdf/150821_1.pdf

● 『医療事故調査制度の動向』

https://www.medsafe.or.jp/modules/advocacy/index.
php?content_id=2

● 『医療事故調査・支援センター 2020 年 年報』

https://www.medsafe.or.jp/modules/advocacy/index.
php?content_id=2#nenpou

2020 年 9 月 11 日

厚生労働大臣　加藤勝信　殿

医療事故調査制度の運用改善及び制度改革についての要望書

医療情報の公開・開示を求める市民の会
(代表世話人 勝村久司)

医療情報の公開・開示を求める市民の会（以下、当会という）は、1996 年に被害者やその家族・遺族、さらに弁護士や医療関係者を含む支援者が中心となり設立された市民団体である。以後、悲惨な薬害・医療被害が繰り返されないこと、真のインフォームド・コンセントが実現されること等を目ざして、カルテ・レセプト開示、自治体や国の医療に関する情報の公開等を求めて長年にわたり活動を続けてきた。

この度、2020 年 9 月末をもって、医療事故調査制度が、制度開始から 5 年を経ることを機に、現行医療事故調査制度の運用の改善及び制度改革を求め、以下の通り要望する。

はじめに

当会は定期的に医療事故に関する相談会を開催するなどして、被害に遭われた方々からの相談を受けており、その中で医療事故調査制度に関わる問題をいくつか把握した。それらの事例を踏まえ、1 項以下の要望を行うものである（把握した事例の概要は末尾の「別紙」の通りである）。

1．対象範囲の適正化について

医療事故調査の対象事例は、「医療従事者が提供した医療に起因し、または起因すると疑われる死亡・死産で予期しなかったもの」と定められている（医療法 6 条の 10）。

しかし、我々は、この定義を適切に理解したうえで医療事故調査がなされているのかについて懸念を持たざるを得ない事例を把握している。

（1）予期可能性

我々が把握している事例のなかには、管理者が予期していたものとして事故調査がなされない、調査開始にあたって強い抵抗を示す事例が多数あった。

例えば、手術における合併症として事前説明されていた症状が発生したものの、その後、同合併症に対する一定の対応がなされ、症状が安定したと当該医療機関自身が判断したが（少なくとも、担当看護師がそう判断していたが）、症状が悪化して死亡した、という事例もあった（事例①）。当該医療機関は、予期していた死亡であったとして、当初院内事故調査を行うことに強い抵抗を示した。遺族がセンターに問い合わせ、当該医療機関に対しても粘り強く働きかけたこともあって、最終的には院内事故調査が開始されたが、院内事故調査の結果は、およそ何ら問題がないと判断するものであった。

しかし、その後なされたセンターの調査で

は、当該医療機関において、いくつかの局面において「望まれる」対応がとられていなかったことが指摘された。

事故調査制度が開始するまでに何度も確認されたことであるが、当該疾患や当該手術による死亡の一般的な割合を告げておけば予期していた死亡であり、医療事故調査を行わなくても良い、という訳では決してない。一般的な死亡の可能性についての説明や記録ではなく、当該患者個人の臨床経過等を踏まえて予期していたか否かは判断されねばならない。したがって、事前の説明書に手術の合併症として挙げていれば全て予期できたものとして調査を行わないとするのではなく、当該事例の具体的経過を踏まえ個別具体的に判断すべきことを改めて周知徹底すべきことを要望する。医療機関が、「入口」の手術前の説明内容と「出口」の死亡事実だけで、予期していたかどうかを判断しないよう、制度の趣旨、内容、調査の対象となる「医療事故」の定義を改めて詳細に説明する機会を設けることを要望する。

（2）医療起因性

入院中にベッドから転落（しかも、続けて2度転落）したという事例について、医療に起因したものではないとして当該医療機関が調査を行わないというものがあった（事例②）。

しかしながら、医療起因性は、提供した医療に関連のないことが明らかな、具体的には施設の火災や院内で起きた殺人事件などが除外されるに過ぎないと考えるべきである。特に、ベッドからの転落事故などは、ベッドの構造上の改善が必要な可能性も含め、病院において常に課題とされているものであり、かつ、入院時には、転落リスクが、当該患者に投与される医薬品の内容や疾病の内容、治療

行為の内容、従前の生活環境等を踏まえ医学的に判断されるのであって、これを事故調査の対象から外すべきではないと考える。

この点、既にセンターが2019年6月に「入院中に発生した転倒・転落による頭部外傷に係る死亡事例の分析」を公表しているところであり、ベッドからの転落事故が事故調査の対象である「医療事故」であるとして、多くの医療機関から報告のなされていることが理解できる。

したがって、医学的要因とは明らかに別の原因によって招来されたものを除き、事故調査の対象外とはしないことを周知徹底するよう、要望する。

（3）訴訟や紛争可能性が調査不開始理由にならないこと

我々が把握している事例のなかには、医療過誤が疑われ、提訴がなされた後に当該患者が死亡した為、遺族が事故調査の開始を求めたところ、訴訟が係属していることを理由に、調査を行わない、或いは、行っているかどうかを明らかにしないと回答したものがあった（事例③）。

しかし、医療事故調査を開始する要件は、調査対象となる「医療事故」の定義によって明らかにされており、民事責任の追及（の可能性）が、調査を行わない（中断する）事由とならないことは明白である。

ところが、実際には、民事責任を追及される可能性、紛争となる可能性、訴訟係属を理由として調査を行わないとの対応をとっている医療機関が依然存在する。このことは由々しき事態であり、かような理由で調査を開始しない（調査を中止する）ことは出来ない旨を周知徹底するよう、要望する。

２．調査について

（１）調査手法

　我々が把握している事例のなかには、どのように事実を認定したのかが明確ではない、特に産科であったために当該医療行為の流れを患者側も認識できているにもかかわらず、全く患者側には事実経過についての事情聴取を行わない、患者側の認識する事実と大きく異なっていても、医療機関側の主張する事実のみを前提にして事故調査をするというものがあった（事例④）。

　したがって、事故調査の手法に関し留意すべき点につき周知徹底すべきである。特に、前提となる事実を適切に認定することは極めて重要であるので、その事実関係に争いがある場合には、例えば医療過誤訴訟における臨床経過一覧表等を参考にして、前提となる事実に争いがないのか、認定根拠は何か（カルテ記載か、その記載はいつなされたか、医師の説明だけか、遺族らの認識との間に食い違いはないか等）を明記することを周知徹底するよう、要望する。更に評価の前提となる医学的知見の根拠については、文献やガイドラインなどを具体的に示すようにすべきである。

　また、医学的評価について、調査委員会内部の知見に限定することなく医師会やセンターにも容易に照会できる体制を整えることを要望する。

（２）調査委員会の構成

　当該医療事故に関して、当該医療機関の代理人として対応している弁護士が、その後、調査委員会の構成員として活動するという事例があった（事例⑤）。「中立公正」の意味や、第三者の関与の在り方等については、これまでも議論がなされてきたが、少なくとも、当該医療機関を代表する者、代理する弁護士、直接当該医療行為を行った者は調査委員から外すべきである。現場の実情については、上記以外の当該医療機関の者を構成員に入れる、それら当事者からのヒアリングを充実させることで十分対応できると思われる。

　また、外部委員については、形式的には外部の組織に所属しているものの、数年前まで当該医療機関に勤務していた等、実質的には「外部」の目で判断するという機能を果たせないのではないかと危惧される事例もあった（事例④）。したがって、過去の経歴からしても利害関係を疑われない委員が入ることが望ましい旨も周知すべきことを要望する。

（３）再発防止策の記載

　我々が把握している事例のなかには、再発防止策の項目が存在しない報告書があった（事例①但し、この事例についてのセンター報告書では、多くの箇所で「〜することが望まれる」との記載があった）。この点、医療事故調査制度がスタートするまでの議論のなかで、再発防止策を記載すると、その部分だけが過大評価され、当該医療機関がなすべきことをなさなかったと誤解されて責任追及されてしまう恐れがあるので、再発防止策を記載すべきではないという意見を述べる論者がいたところである。

　しかし、再発防止策は、当該事例を踏まえ、教訓として、更に医療を充実させる為に記載するものである。そもそも、この記載が、リアルタイムの時点で全て要求し得たものではない旨が十分周知されていないことこそ問題である。

　したがって、そのことを報告書にも明記するなどして明らかにし、他方、再発防止策の項目は必ず設けたうえで、検討したが防止策はなかったというのであれば、そのこと自体

を記載するよう、周知することを要望する。

3．調査終了時の遺族への説明について

　我々が把握している事例のなかには、事故調査終了後になされる遺族への説明が極めて不十分で、遺族がその内容を正確に理解できないものがあった（事例④及び⑥）。

　したがって、遺族に対する説明は、遺族の望む形で行われること、報告書の交付を原則とすること、少なくとも説明した内容を当該患者のカルテに記載することを周知するよう要望する。

　また、遺族が、当該調査が院内事故調査であるのか、センターの事故調査であるのかさえ理解できていないものもあった（事例⑥）。その事例では、当該医療機関が、事故調査制度について具体的な説明をなさず、また、院内事故調査に不満がある場合にはセンターに対して改めて事故の調査を求められることについて説明をしていなかった。その際、医療事故調査に関するリーフレットを渡すだけで、医療機関が事故調査の内容を説明しないことも問題である（事例④及び⑥）。医療機関はリーフレットを渡すだけでなく個別具体的に事故調査について説明すべきであることを周知するよう要望する。

　なお、リーフレットは小さな文字でメリハリなく書かれているので、市民には分かりにくい。したがって、院内事故調査が終了した段階での説明は遺族が希望する方法で行うよう努めなければならないこと、院内事故調査とセンター調査の2つの調査の違いをわかりやすく説明し、遺族がセンター調査を依頼することができることなど、重要なポイントについては、強調する形に改めるよう要望する。

4．医療事故調査・支援センターの制度改革

の提言

　以上は、我々が把握した問題事例を踏まえ、現行の医療事故調査制度を前提として、主として、その運用の改善を要望したところであるが、同制度を公正に運用し、医療安全の実を挙げるためには、医療事故調査・支援センター（以下「調査・支援センター」という。）の権限及び機能の拡充等の制度改革が必要不可欠と考える。そこで、以下においては、5年を経た医療事故調査制度の改革について提言する。

（1）【提言1】

　遺族等から相談があった場合において、センター合議をしたうえで、「医療事故として、報告及び院内調査の実施を推奨する」か否か等の結果を当該遺族等及び当該医療機関に伝達する制度に改革すべきである。

【提言の理由】

　現行の制度では、遺族等が医療機関に対して、医療事故調査の実施を要望したところ、当該医療機関が「医療事故」に該当しないとして、調査を実施しようとしない場合において、遺族等が調査・支援センターにその旨の相談したとき、同センターは、相談内容等を医療機関に伝達することになっている（厚生労働省医政局総務課長通知・平成28年6月24日）。このように、単に遺族等の相談内容を伝達するだけでは、当該医療機関が、当該事案が「医療事故」に該当するか否か再検討することは少なく、本来は調査が実施されるべき「医療事故」であったとしても、院内調査がされないまま放置されることになってしまう。

　この点、現在、医療機関が、調査・支援センターに対し、当該事案が「医療事故」に該当するか否かを相談した場合には、同センタ

ーは、医療機関に対する支援として、同セン
ターの複数の専門家らにより合議を行い、「医
療事故として報告を推奨する」か否か等の結
果を医療機関に助言として伝えている（「セン
ター合議」という。）

そこで、遺族等から相談があった場合にお
いても、センター合議をしたうえで、「医療事
故として、報告及び院内調査の実施を推奨す
る」か否か等の結果を当該遺族等及び当該医
療機関に伝達する制度に改革すべきである。

（2）【提言 2】

医療機関がセンター合議に基づく助言に反
して、医療事故として報告をせず、医療事故
調査を実施しなかった場合には、調査・支援
センターは、指導、勧告等を行うこととする。
これに対して、医療機関がその指導、勧告
等にも応じなかった場合には、同センターは、
当該医療機関名を公表する等の措置を講じる
ことができるようにすべきである。

【提言の理由】

調査・支援センターの 2019 年年報による
と、2019 年には、医療機関が、同センター
に対し、当該事案が「医療事故」に該当する
か否かを相談した場合において、同センター
がセンター合議をし、「医療事故として報告を
推奨する」という結果を医療機関に助言した
37 件のうち 16 件（43.2 ％）は、上記助言
にもかかわらず、医療事故として報告されな
かったという。

このように、医療機関は、センター合議に
基づく助言に反して、医療事故調査を実施し
なかったとしても、何の制裁等も受けること
もなく、多くの事例が調査されないまま放置
されているのである。

そこで、医療機関が、センター合議に基づ
く助言に反して、医療事故として報告をせず、

医療事故調査を実施しなかった場合には、調
査・支援センターは、指導、勧告等を行い、
医療機関がその指導、勧告等にも応じなかっ
た場合には、当該医療機関名を公表する等の
措置を講じることができるようにすべきであ
る。

なお、上述（1）の制度改革をした場合と
同様に、当該医療機関が、センター合議に基
づく伝達に反して、医療事故として報告をせ
ず、医療事故調査を実施しなかった場合には、
調査・支援センターは、指導、勧告等を行い、
当該医療機関がその指導、勧告等にも応じな
かった場合には、当該医療機関名を公表する
等の措置を講じることができるようにすべき
である。

（3）【提言 3】

遺族等または医療機関からの相談により、
センター合議をしたうえで、「医療事故として、
報告及び院内調査の実施を推奨する」と判断
した場合において、当該医療機関が、報告及
び院内調査を実施しないときは、調査・支援
センターが、独自に事故調査を実施できるよ
うにすべきである。その調査結果は、遺族等
及び医療機関に報告するものとする。

【提言の理由】

現行制度においても、医療事故が発生した
医療機関の管理者又は遺族は、医療機関の管
理者が医療事故として調査・支援センターに
報告した事案については、同センターに対し
て調査の依頼ができる（医療法 6 条の 17）。
しかし、現行制度では、医療機関が、医療事
故として報告をしなかった場合には、調査・
支援センターは、医療事故調査をすることが
できない。そこで、遺族等または医療機関か
らの相談により、センター合議をしたうえで、
「医療事故として、報告及び院内調査の実施を

推奨する」と判断した場合において、当該医療機関が、報告及び院内調査を実施しないときは、調査・支援センターが、独自に事故調査を実施できるようにすべきである。

（4）【提言4】

　医療機関による院内調査と調査・支援センターによる調査が実施された場合において、双方の調査結果に相違があったときには、同センターは、当該医療機関に対し、上記相違点等に関し、補充の院内調査を実施し、その結果を同センター及び遺族等に報告することを指導、勧告できるようにすべきである。

【提言の理由】

　院内調査と調査・支援センターによる調査の双方が実施され、例えば、院内調査では医療行為に特に問題はないとされたが、センター調査では改善を求める事項があるという結果になったような場合には、再発防止措置を講じるには、再度院内調査が実施される必要がある。双方の調査結果に相違があるのに、そのまま放置されるようなことがあってはならない。

（5）【提言5】

　調査・支援センターが再発防止・医療安全のために有意義と判断した報告書については、個人や医療機関等が特定されないように配慮したうえで、要約版を公表するシステムを創設すべきである。

【提言の理由】

　現在、調査・支援センターは、収集した院内調査報告書を整理・分析して、再発防止策として、提言をまとめ、公表しているが、個別の院内調査報告書及び調査・支援センターが実施した調査報告書は一切公表されていない。

　個別の院内調査報告書及び調査・支援センターが実施した調査報告書も、再発防止・医療安全のために有意義な情報が含まれており、国民が共有することが望ましいと考えられる。そこで、まず、調査・支援センターが再発防止・医療安全のために有意義と判断した報告書については、個人や医療機関等が特定されないように配慮したうえで、要約版を公表するシステムを創設すべきである。なお、医療機関によっては、院内事故調査の報告書の概要を個人情報に留意した上で公表している。このように、自主的に院内事故調査の報告書の概要を報告している医療機関があることは高く評価したい。

　調査・支援センターは、医療機関に対し、院内事故調査の報告書の内容を公表することを推奨し、医療事故の調査結果を広く共有することが医療安全を推進するうえで有意義であることを改めて周知徹底すべきである。

5．広報の充実について

　当会は、医療事故調査制度の開始から1年以上経った2017年2月11日〜12日に「医療事故調査制度ホットライン」を実施した。関西を中心に約60件の電話相談があり、その内11件が医療を受けていた患者の死亡事例で、かつ、全てが医療事故調査制度の開始以降の事故だった。ホットラインに電話をかけてきた遺族にとっては全て予期せぬ死亡事例であったが、全ての事例で、医療機関からは、事故調査制度に関する説明さえ一切なく、遺族は制度自体を知らないままだった。「医療事故調査制度ホットライン」という名称だったが、「医療事故」というキーワードに反応し、藁にもすがる思いで相談をされてきた遺族がほとんどだった。

　そもそも、当会はボランティア団体であ

るために電話相談に応じるにも限界があり、「ホットライン」の実施についての告知は極めて限定的にしており、電話相談の件数は、まさに氷山の一角と考えられる。したがって、現状では、多くの遺族は、この制度を知らないために、医療機関に対して、事故調査を行うよう要望すること自体出来ないでいるはずである。

国は、医療事故調査制度についての国民への広報をもっと充実させるべきであり、例えば、「医療事故」のキーワードを打ち込んでインターネットで検索すれば、厚労省の医療事故調査制度に関するＨＰがトップに表示されるようにするなどの工夫をするべきである。また、厚生労働省のＨＰの医療事故調査制度の解説のページは、Ｑ＆Ａの内容を含めて、５年前からほとんど更新されておらず、かつ、医療機関に向けた解説に偏っており、国民に対する広報の視点が欠如していると言わざるを得ない。

制度開始から５年が経ち、実際に事故調査がなされた内容をＨＰに網羅するなどして、例えば、どのようなケースが「予期していた」と言えるのか、言えないのかについても、これまで以上に具体的に示すことが可能であるはずだ。そのような努力が、医療事故の再発防止を願う遺族や医療機関の助けになり、その結果が、医療の質と患者安全の向上につながるのである。厚生労働省のホームページ等で一般国民向けに制度をわかりやすく解説することを要望する。

おわりに

医療事故調査制度よりも早く2009年に創設された産科医療補償制度は、原因分析委員会が、同種の事故を繰り返すおそれのある医療機関を個別に指導するなど当該医療機関の

事故の再発防止の機能を有し、また、再発防止委員会が、多くの原因分析報告を元に医療者が学習すべき再発防止策を提言するなどして、全国の医療機関における事故の再発防止の機能を有している。ところが医療事故調査制度は、産科医療補償制度でいうところの後者の機能しか担えていない。そもそも、産科医療補償制度は、対象範囲の事例をほぼすべて原因分析できているが、医療事故調査制度は、それができていない上に、そもそも対象事例が十分に報告されておらず把握できていない。

また、産科医療補償制度は制度開始６年目には見直しの議論を経て対象範囲を拡大し、さらに本日、二度目の制度見直しの議論を開始した。医療事故調査制度も、運営改善の議論は現状の制度下で運営を担う調査・支援センターに委ねる部分があるとしても、医療法に基づく制度であるのだから、制度改革の議論は、医療安全推進室を持つ厚生労働省自らがすぐに着手すべきである。医療事故の再発防止と患者安全の推進、医療の質の向上を願い、以上を要望する。

(別紙) 事例集

①当該結果を予期していたとして一度は調査を拒否されたが、センター調査に至った事例

患者がステージＩＡの胃癌と診断され、腹腔鏡下幽門側胃切除の手術を受けたが、経口摂取再開後、縫合不全と判断された。その結果、ドレナージが実施されたが、十分な効果は得られず、ドレナージの位置変更等の対応が求められる状況であった。しかし、病院はドレナージの位置変更は不要、経過観察によっても問題がないと判断した。また、その後、当該患者に貧血の進行が認められ、意識を消失し転倒することもあったが、そのイベントに

ついても速やかに回復したと判断された。かような状況のなか患者は呼吸停止となり、死亡するに至った。

本件については、院内事故調査の対象となる死亡事例であったかどうか自体が争われた。事故直後、遺族は本制度を知らなかったが、後日、たまたま医療関係者の友人と話す中で本制度を知り、制度について調べて当該病院に申し出たら、病院幹部が集まって面会し、事故調査をすると明言。しかし、後日、病院長が「予期していた」と判断したので事故報告は取り下げることにする、と病院より連絡があった。遺族は納得できず、センターに連絡を取るなどして、当該病院に対する粘り強い交渉を重ねた結果、最終的には院内事故調査がなされたものの、報告書において「検討を重ねた結果、本件は事故調査報告には該当しないとの結論に至った。」「術後偶発症とそれに伴う合併症により不幸な転機をたどった」と記載された。

ところが、その後なされたセンター調査（この調査が、本制度のセンター調査の第一号である）の結果には、院内事故調査の結果との間に多々「違い」がみられた。センターの報告書では各所において「～をすることが望まれた」との記載があり、本件の具体的な経過を踏まえれば、「望まれる」判断や対応がなされないまま当該患者が死亡したと言える。

②医療に起因していないとして調査が行われなかった事例

糖尿病と診断された患者が指導入院した翌日ベッドから転落した（この時点ではベッドに柵は一切設置されていなかった）。しかし、病院は転落事故後改めて当該患者の転落危険評価をせず、2点柵の設置しか対応をしなかった。その2日後患者は再度ベッドから転落し、

転落後意識不明の状態に陥り、その後のCT検査から重篤な脳挫傷と診断され、回復することなく、死亡した。病院は、本件は医療事故調査の対象となるケースではないとして事故調査を実施しない、但し別途院内で検討した結果病院に過失はなかったと判断した、その検討内容は明らかにしないと回答している（現在、訴訟係属中である）。

③訴訟係属を理由として調査が行われず、センターの指導も不十分だった事例

患者が脳血管塞栓術後、強度の脳腫脹からの重度低酸素脳症及び脳死状態に至り、その後、敗血症で死亡した。診療記録には、「治療を行ったことが影響していることは間違いない」「想定外の脳浮腫が起きた為このような状態になった」「原因は不明である」などの記載があるにもかかわらず、病院側は、患者死亡前に提訴がなされていた為、「現在訴訟中の為、訴訟代理人を通さなくては、調査を行っているかも含めて何もお答えは出来ない」と回答した（院内事故調査を開始する際には、遺族にその旨伝えるので、院内事故調査は行っていないものと解される）。また、遺族はセンターに対し、当該医療機関に調査を行うよう指導して欲しい旨要望したが、センターからは「伝える」との回答しかなされなかった。

④院内事故調査の開始時、調査時、調査終了時において種々の問題が認められた事例

何度も吸引分娩がなされ、娩出後赤ちゃんが死亡した。事故後、遺族から何度も交渉を求める中で、病院は「これまでの事故では、ほかの方は、説明をしたら皆、納得してくださったのですが、何度説明しても納得してもらえないなら、客観的な事故調査委員会をします」と述べた。但し、医療事故調査制

度に関する説明はなく、3つ折りのリーフレットを渡されたのみであった。更に事実経過の大幅な間違いを何度指摘しても無視して事故調査がなされた。病院側が作成する院内事故調査報告書における事実経過は、被害者の記憶と大きく異なっていた。特に、実際は何度も繰り返された吸引分娩やクリステレルの回数がほとんどなされていなかったかのような記載になっていることを再三指摘したが、結局、病院側が主張する一方的な事実経過だけによって、事故調査は行われた。また、調査委員はほとんどが院内の人間であり、3名の外部委員も、病院と何らかの関係のある者ばかりであった。

更に事故調査終了後、概要の書かれたものが送られてきたが、わずか2枚だった。納得できない旨を伝えたが、次に送られてきたのは5枚程度で、説明会を求めて、ようやく全14ページの報告書が手渡された。

⑤院内事故調査員会の公正さが疑われる事例

深頸部縦隔感染症に罹患していた患者に対し、病院がエコー検査やCT検査を行ったうえで、抗生物質を3日分処方して帰宅させたところ、その日の晩に患者が死亡した。患者死亡後、遺族の依頼した弁護士が調査を行い、検討結果(病院の対応に問題が存する旨の結論を得たこと)を前提に病院に通知したところ、その後、院内事故調査委員会が立ち上げられた。

しかし、遺族側代理人に対して、当該医療機関の代理人として回答した弁護士も調査委員となり、調査の結果当該医療機関には問題がなかったと判断した、との結論を出した。

⑥遺族が院内事故調査とセンター調査の違いを理解できなかった事例

旅行先で頭痛になり救急搬送となった患者が、旅行先の医療機関での検査の結果、異常はなく投薬治療により頭痛は改善し帰宅となった。原因は片頭痛と判断されたがこの時の検査で偶然、未破裂脳動脈瘤が発見された。

後日、診療情報提供書を持参し地元の病院で診察。当該病院での検査の結果脳卒中ガイドラインに基づき、くも膜下出血予防の為手術を推奨していると言われる。余命年数が長い程、年々破裂のリスクが高くなり、破裂した場合にはくも膜下出血となり生存率は3分の1で残りは合併症により後遺症が残るか死亡すると説明される。治療としては動脈瘤の位置からしてもコイル塞栓術に適していて、治療のしやすい部位であり、侵襲性が低く一週間程度の入院で済みますと説明される。コイル塞栓術を受けたが、術中に血管損傷によりくも膜下出血となり意識が回復することなく2週間後に死亡した。

遺族がネット等で医療事故について色々と調べた結果、院内事故調査制度を知り、調査を病院側に強く要請した結果、医療事故調査が実現した。但し、開始時に医療事故調査制度に関する具体的な説明はなく、3つ折りのリーフレットが渡されたのみであった。その後丸一年待たされて、調査結果が渡される際に内容が読み上げられた。全く納得できない内容だったが、それが院内調査であって、不服があれば更にセンター調査を依頼できる旨の説明はなかった。その為遺族は、それがセンター調査であると勘違いさせられ、医療事故調査制度に基づく調査の結果なのだから不満があっても、これ以上どうしようもないと認識してしまった。その認識の誤りについては、当会に相談があるまで、1年以上続いていた。

以上

厚生労働大臣　田村憲久　殿

2020 年 12 月 23 日
患者の視点で医療安全を考える連絡協議会（略称：患医連）
代表　永井裕之
加入 5 市民団体
医療過誤原告の会
医療事故市民オンブズマン・メディオ
医療情報の公開・開示を求める市民の会
医療の良心を守る市民の会
陣痛促進剤による被害を考える会

医療事故調査制度の改善のために
厚生労働省内に見直し検討会の設置を求める要請書

　私たち患者の視点で医療安全を考える連絡協議会（患医連）は、医療事故の再発防止・医療安全の推進のための活動をしています。

　医療事故調査制度が 2015 年 10 月に施行してから、5 年が経過しました。制度開始以前・開始当初から指摘していました問題が残されたまま運用され、5 年を経て一層制度の問題が顕在化しています。

　そこで、私たちは、制度の改善を求めて、次のとおり、要請します。

要請の趣旨

1. **医療事故調査・支援センターに次の権限と機能を付与する。**

①医療事故調査・支援センターが医療機関または遺族の相談に基づき、医療事故として報告されるべきと判断した事例について、医療機関が報告をしない場合には、医療事故調査・支援センターは、医療機関に対し医療事故の報告を求める。

②①の求めにかかわらず、医療機関が医療事故の報告をしない場合、医療事故調査・支援センターは、医療事故の報告をしな

い医療機関として当該医療機関の名称を公表する。

③②の場合に、医療事故調査・支援センターは、遺族の求めに応じて医療事故調査を実施する。

④医療事故調査・支援センターが行った医療事故調査の報告書をすべて公表する。公表する報告書は、患者・遺族・医療機関・医療者その他の関係者を特定できる情報はすべてマスキングすることとし、概要版でも良い。

2. **医療事故調査制度の改善のために必要な事項及び手続きを議論し整理する見直し**

検討会を厚生労働省に設置する。

要請の理由

1. 報告・調査を促進するための医療事故調査・支援センターの権限・機能強化（要請の趣旨1①〜③について）

（1）医療事故の報告件数の少なさ

医療事故調査制度は、医療事故の原因を明らかにし、医療事故の再発防止を行い、医療の安全を確保する制度である。国民の安全な医療を受ける権利を確保するため、国及び医療機関が負う社会的責務を具現化する制度であるといえる。

同制度のもとで医療の安全を確保するためには、医療機関が発生した医療事故を適切に報告し、原因を明らかにし再発防止を検討しなければならない。

同制度の施行前の試算では年間の医療事故報告件数は1300〜2000件とされていた。この試算は、日本医療機能評価機構で医療事故情報収集等事業において収集した件数を全国の病院病床数などから推計した。この試算も日本における医療事故死亡事例の発生件数に照らせば少ないものと考えられる。平成18年3月の「医療事故の全国的発生頻度に関する研究報告書」で報告された医療事故の発生頻度に基づけば、年間2万件を超す医療事故死亡事例が発生していると推計できる。

しかし、この5年間の医療事故報告件数は毎年400件未満で、5年の合計でも1847件にしか達しない。

このように、報告件数だけを見ても多くの医療事故が報告されていない実態がうかがえる。

（2）報告されるべき医療事故が報告されていない実態

さらに、報告がなされていない実情を具体的に検討すると、報告されるべき医療事故が報告されていない実態がより明らかとなる。

医療事故調査・支援センター2019年年報では、「病床規模別医療事故発生報告実績の割合」を報告している。これによると、2015年10月〜2019年12月末までの4年3ヵ月の実績で、400床以上の施設のうち約28〜70％の施設で医療事故の報告実績がない。900床以上の施設（全53施設）に限ってみても、28.3％にあたる15施設で報告実績がない。大規模な医療機関では、多数の症例を扱い死亡事例が多数発生している。そうであるにもかかわらず、4年3ヵ月の間に1件も医療事故に該当する事例がなかったとは考えがたく、医療事故が報告されていないことが疑われる。

そして、これを裏付けるような報告が、上記年報でなされている。年報では「センター合議における助言内容および医療機関の判断」を報告し、医療機関からの医療事故か否かの相談に対し、医療事故調査・支援センターで合議を行い、「医療事故」として報告を推奨すると助言した件数、これに対し医療機関が報告した件数、報告していない件数を示している。これによると、2019年にセンター合議は61件実施し、報告を推奨すると助言したものは37件であったにもかかわらず、医療機関が医療事故報告をしなかった件数は16件（43.2％）にも上った。

さらに、私たちの参加団体の1つである医療過誤原告の会には医療事故の被害者・遺族から相談が寄せられているが、予期せぬ死亡

と判断される相談件数は5年間で135件あったが、医療機関が医療事故調査・支援センターに報告したものは14件に過ぎなかった。

以上の数値が裏付けるとおり、多くの医療事故は医療事故調査制度の下で報告されず、調査されていない。

（3）報告・調査を促進する医療事故調査・支援センターへの権限と機能の付与

以上の、報告・調査されるべき事例が適切に報告・調査されていない5年間の実績を見れば、もはや報告するか否かを医療機関の任意の対応に任せておくことでは、国民の安全な医療を受ける権利を確保すべき国ないし医療機関の社会的責務が全うできない。

そこで、私たちは、要請の趣旨記載のとおり、医療事故調査・支援センターが医療事故として報告すべきと判断した事例については、医療機関に対して報告を求めることができる権限・機能を医療事故調査・支援センターに付与することが必要である。また、医療事故調査・支援センターのかかる求めにもかかわらず、医療機関が医療事故の報告をしない場合には、医療事故調査・支援センターは、医療事故の報告をしない医療機関として当該医療機関の名称を公表できるようにすることによって、医療機関自身の報告・調査を促進させることも必要と考える。さらに、医療機関が医療事故調査・支援センターの求めに応じて、報告・調査を行おうとしないときは、医療事故調査・支援センターが医療事故調査を行うことにより、原因を明らかにし再発防止を検討し、もって医療の安全を確保することが必要である。

2．医療事故調査・支援センターの調査報告書の公表（要請の趣旨1④について）

（1）再発防止のためセンター調査報告書が公表されるべきこと

現在、医療事故調査・支援センターが行う調査に係る報告書（以下「センター調査報告書」という。）は公表される運用とはなっていない。

医療事故調査制度は、医療の安全を確保するために、医療事故の再発防止（他の医療機関で起きるかもしれない同様の事故を防止すること）を行うことを目的に行うものである（医療事故調査・支援センターホームページより）。

センターで調査・分析された結果であるセンター調査報告書が公表されれば、これを教訓として、全国の他の医療機関も同様の医療事故を防止することができる。したがって、上記目的に照らせば、医療事故の当事者たる遺族と医療機関のみならず、他の医療機関でも医療事故の防止に役立てられるよう、センター調査報告書（ただし、特定の個人を識別することができる情報はマスキングしたものとすべきであり、センター調査報告書全文を示さなければならないものではなく概要版でも良いと考える。「センター調査報告書」という場合、以下、同じ。）が公表されることが必要であり、重要である。

再発防止の観点からセンター調査報告書が公表されるべきことは、医療事故調査制度の設計段階でも指摘されていた。医療事故調査制度の概要は、平成24年2月15日から平成25年5月29日まで13回にわたって開催された医療事故に係る調査の仕組み等のあり方に関する検討部会（以下「検討部会」という。）において、平成25年5月29日の「『医

療事故に係る調査の仕組み等に関する基本的なあり方』について」（以下「基本的あり方」という。）として，とりまとめられた。検討部会では，「調査結果の公表については、医療の安全、質の向上、再発防止の観点から、匿名性を担保した上で公表すべきではないか。ただし、医療事故は個別な案件も多く、容易に特定される可能性があるので、匿名性の程度については十分な検討が必要ではないか。」という議論の方向性が示され（平成24年8月30日第6回検討部会議事録，同日資料3「調査結果の取り扱いについて（その2）」），平成25年5月29日第13回の最後の検討部会まで維持されていた（同日参考資料2「第11回までの議論について」）。このように，第三者機関の調査結果を公表すべきことは，検討部会の意見の趨勢でもあった。

（2）適切な医療事故報告のためセンター調査報告書が公表されるべきこと

翻って、医療機関が適切に医療事故の報告を行う上でも、センター調査報告書の公表は必要かつ重要である。

医療法6条の10では「医療に起因し、又は起因すると疑われる死亡又は死産であつて、当該管理者が当該死亡又は死産を予期しなかった」死亡事例は、医療事故として報告することとされている。しかし、医療機関にとって具体的事例がその定義に当てはまるか否かの判断は難しい。医政発0508－5－第1号平成27年5月8日厚生労働省医政局長通知「地域における医療及び介護の総合的な確保を推進するための関係法律の整備等に関する法律の一部の施行（医療事故調査制度）について」において、一定の基準は示されているものの、

やはり具体性を欠くとともに、報告をしたくない医療機関にとっては、「医療に起因していないこと」「予期していたこと」を拡大解釈できるものとなっている。

いかなる事例が報告すべき医療事故にあたるかについては、基準の文言を修正するよりも、多数の医療事故事例を公表して、医療機関が医療事故として報告をすべきか判断するにあたり参照できるようにすべきである。それにはセンター調査報告書の公表が最も適している。

（3）センター調査報告書を公表すべきこと

したがって，再発防止の観点からも、適切に医療事故報告がなされるようにする観点からも、センター調査報告書は公表されなければならない。

3．見直し検討会の設置（要請の趣旨2について）

以上述べたとおり、現行の医療事故調査制度は医療の安全を確保するという目的を達成するにあたり、重大な問題がある。そうであるにもかかわらず、厚生労働省は、制度公布から2年以内に行うべき見直しの機会であった2016年6月にわずかな運用の変更を行ったのみで、その後抜本的な問題の解決を行わなかった。5年を経た今、医療事故調査制度は医療の安全の確保に資するよう、改められなければならない。

このような改善のため、厚生労働省が医療事故調査制度の見直し検討会を直ちに設置することが必要である。見直し検討会では、要請の趣旨1で要請した事項を実現すべく、医療法及び同法施行規則の改正に向けた議論を

しなければならない。

　したがって、医療事故調査制度の改善に向けて、すべきこと及びロードマップを議論し整理するために、見直し検討会の設置を強く求めるものである。

　なお、検討会の構成員には、医療事故調査制度のもとで医療の安全を確保する実践を行ってきた者、少なくとも医療の安全を確保する意思がある者を選任するべきである。このような資質がない者が構成員となって、改善の議論が進まないことは絶対に避けなければならない。

〈連絡先〉氏名：永井裕之
　住所：〒 279-0012
　　　　浦安市入船 3 － 59 － 101
　携帯：090-1795-9452
　FAX：047-380-9086
　e-mail;hnagai@max.hi-ho.ne.jp4
　　　　　　　　　　　　以上

医政発０５０８第１号

平成 27 年 5 月 8 日

各都道府県知事　殿

厚生労働省医政局長

(公印省略)

地域における医療及び介護の総合的な確保を推進するための関係法律の整備等に関する法律の一部の施行（医療事故調査制度）について

平成 26 年 6 月 25 日付けで公布された、地域における医療及び介護の総合的な確保を推進するための関係法律の整備等に関する法律（平成 26 年法律第 83 号）により、医療法（昭和 23 年法律第 205 号）の一部が改正されたところである。このうち、改正後の医療法における医療事故調査及び医療事故調査・支援センターに関する規定については、平成 27 年 10 月 1 日から施行されることとされているところである。

その施行に当たり、「医療事故調査制度の施行に係る検討について」（平成 27 年 3 月 20 日、医療事故調査制度の施行に係る検討会）に沿って、医療法施行規則の一部を改正する省令（平成 27 年厚生労働省令第 100 号。以下「改正省令」という。）が本年 5 月 8 日付けで公布されたところである。

本改正の要点は別添のとおりであるので、御了知の上、その運用に遺憾のないよう特段の御配慮をいただくとともに、管下政令指定都市、保健所設置市、医療機関、関係団体等に対し周知願いたい。

なお、併せて、改正後の医療法第 6 条の 11 第 2 項に規定する「医療事故調査等支援団体」になることを希望する団体は厚生労働省医政局総務課に照会していただくよう、管下の医療機関、関係団体等に対して周知願いたい。

（別添）

1．医療事故の定義について
○ 医療に起因し、又は起因すると疑われるもの

法　律	省　令	通　知
第6条の10 　病院、診療所又は助産所（以下この章において「病院等」という。）の管理者は、医療事故（当該病院等に勤務する医療従事者が提供した医療に起因し、又は起因すると疑われる死亡又は死産であつて、当該管理者が当該死亡又は死産を予期しなかつたものとして厚生労働省令で定めるものをいう。以下この章において同じ。）が発生した場合には、厚生労働省令で定めるところにより、遅滞なく、当該医療事故の日時、場所及び状況その他厚生労働省令で定める事項を第6条の15第1項の医療事故調査・支援センターに報告しなければならない。	○省令事項なし	┌─────────────┐ 医療に起因し、又は起 因すると疑われるもの └─────────────┘ ○「医療」に含まれるものは制度の対象であり、「医療」の範囲に含まれるものとして、手術、処置、投薬及びそれに準じる医療行為（検査、医療機器の使用、医療上の管理など）が考えられる。 ○施設管理等の「医療」に含まれない単なる管理は制度の対象とならない。 ○医療機関の管理者が判断するものであり、ガイドラインでは判断の支援のための考え方を示す。 ※次頁参照：「医療に起因する（疑いを含む）」死亡又は死産の考え方

「医療に起因する（疑いを含む）」死亡又は死産の考え方

「当該病院等に勤務する医療従事者が提供した医療に起因し、又は起因すると疑われる死亡又は死産であって、当該管理者が当該死亡又は死産を予期しなかったもの」を、医療事故として管理者が報告する。

「医療」（下記に示したもの）に起因し、又は起因すると疑われる死亡又は死産（①）	①に含まれない死亡又は死産（②）
○ 診察 　- 徴候、症状に関連するもの ○ 検査等（経過観察を含む） 　- 検体検査に関連するもの 　- 生体検査に関連するもの 　- 診断穿刺・検体採取に関連するもの 　- 画像検査に関連するもの ○ 治療（経過観察を含む） 　- 投薬・注射（輸血含む）に関連するもの 　- リハビリテーションに関連するもの 　- 処置に関連するもの 　- 手術（分娩含む）に関連するもの 　- 麻酔に関連するもの 　- 放射線治療に関連するもの 　- 医療機器の使用に関連するもの ○ その他 　以下のような事案については、管理者が医療に起因し、又は起因すると疑われるものと判断した場合 　- 療養に関連するもの 　- 転倒・転落に関連するもの 　- 誤嚥に関連するもの 　- 患者の隔離・身体的拘束／身体抑制に関連するもの	左記以外のもの ＜具体例＞ ○ 施設管理に関連するもの 　- 火災等に関連するもの 　- 地震や落雷等、天災によるもの 　- その他 ○ 併発症 　（提供した医療に関連のない、偶発的に生じた疾患） ○ 原病の進行 ○ 自殺（本人の意図によるもの） ○ その他 　- 院内で発生した殺人・傷害致死、等

※1　医療の項目には全ての医療従事者が提供する医療が含まれる。

※2　①、②への該当性は、疾患や医療機関における医療提供体制の特性・専門性によって異なる。

1．医療事故の定義について
　　○ 当該死亡または死産を予期しなかったもの

法　律	省　令	通　知
第6条の10 　病院、診療所又は助産所（以下この章において「病院等」という。）の管理者は、医療事故（当該病院等に勤務する医療従事者が提供した医療に起因し、又は起因すると疑われる死亡又は死産であつて、当該管理者が当該死亡又は死産を予期しなかつたものとして厚生労働省令で定めるものをいう。以下この章において同じ。）が発生した場合には、厚生労働省令で定めるところにより、遅滞なく、当該医療事故の日時、場所及び状況その他厚生労働省令で定める事項を第6条の15第1項の医療事故調査・支援センターに報告しなければならない。	**当該死亡又は死産を予期しなかったもの** ○当該死亡又は死産が予期されていなかったものとして、以下の事項のいずれにも該当しないと管理者が認めたもの 一　管理者が、当該医療の提供前に、医療従事者等により、当該患者等に対して、当該死亡又は死産が予期されていることを説明していたと認めたもの 二　管理者が、当該医療の提供前に、医療従事者等により、当該死亡又は死産が予期されていることを診療録その他の文書等に記録していたと認めたもの 三　管理者が、当該医療の提供に係る医療従事者等からの事情の聴取及び、医療の安全管理のための委員会（当該委員会を開催している場合に限る。）からの意見の聴取を行った上で、当該医療の提供前に、当該医療の提供に係る医療従事者等により、当該死亡又は死産が予期されていると認めたもの	○左記の解釈を示す。 ●省令第一号及び第二号に該当するものは、一般的な死亡の可能性についての説明や記録ではなく、当該患者個人の臨床経過等を踏まえて、当該死亡又は死産が起こりうることについての説明及び記録であることに留意すること。 ●患者等に対し当該死亡又は死産が予期されていることを説明する際は、医療法第一条の四第二項の規定に基づき、適切な説明を行い、医療を受ける者の理解を得るよう努めること。 参考）医療法第一条の四第二項 医師、歯科医師、薬剤師、看護師その他の医療の担い手は、医療を提供するに当たり、適切な説明を行い、医療を受ける者の理解を得るよう努めなければならない。

1. 医療事故の定義について
○ 死産

法　律	省　令	通　知
第6条の10 　病院、診療所又は助産所（以下この章において「病院等」という。）の管理者は、医療事故（当該病院等に勤務する医療従事者が提供した医療に起因し、又は起因すると疑われる死亡又は死産であつて、当該管理者が当該死亡又は死産を予期しなかつたものとして厚生労働省令で定めるものをいう。以下この章において同じ。）が発生した場合には、厚生労働省令で定めるところにより、遅滞なく、当該医療事故の日時、場所及び状況その他厚生労働省令で定める事項を第6条の15第1項の医療事故調査・支援センターに報告しなければならない。	○省令事項なし	**死産について** ○ 死産については「医療に起因し、又は起因すると疑われる、妊娠中または分娩中の手術、処置、投薬及びそれに準じる医療行為により発生した死産であって、当該管理者が当該死産を予期しなかったもの」を管理者が判断する。 ○ 人口動態統計の分類における「人工死産」は対象としない。

1．医療事故の定義について
○ 医療事故の判断プロセス

法　律	省　令	通　知
第6条の10 　病院、診療所又は助産所（以下この章において「病院等」という。）の管理者は、医療事故（当該病院等に勤務する医療従事者が提供した医療に起因し、又は起因すると疑われる死亡又は死産であつて、当該管理者が当該死亡又は死産を予期しなかつたものとして厚生労働省令で定めるものをいう。以下この章において同じ。）が発生した場合には、厚生労働省令で定めるところにより、遅滞なく、当該医療事故の日時、場所及び状況その他厚生労働省令で定める事項を第6条の15第1項の医療事故調査・支援センターに報告しなければならない。 **第6条の11** 　3　医療事故調査等支援団体は、前項の規定により支援を求められたときは、医療事故調査に必要な支援を行うものとする。 **第6条の16** 　医療事故調査・支援センターは、次に掲げる業務を行うものとする。 　五　医療事故調査の実施に関する相談に応じ、必要な情報の提供及び支援を行うこと。	○省令事項なし	**医療機関での判断プロセスについて** ○ 管理者が判断するに当たっては、当該医療事故に関わった医療従事者等から十分事情を聴取した上で、組織として判断する。 ○ 管理者が判断する上での支援として、医療事故調査・支援センター（以下「センター」という。）及び支援団体は医療機関からの相談に応じられる体制を設ける。 ○ 管理者から相談を受けたセンター又は支援団体は、記録を残す際等、秘匿性を担保すること。

2．医療機関からセンターへの事故の報告について
○ 医療機関からセンターへの報告方法
○ 医療機関からセンターへの報告事項
○ 医療機関からセンターへの報告期限

法 律	省 令	通 知
第6条の10 　病院、診療所又は助産所（以下この章において「病院等」という。）の管理者は、医療事故（当該病院等に勤務する医療従事者が提供した医療に起因し、又は起因すると疑われる死亡又は死産であつて、当該管理者が当該死亡又は死産を予期しなかつたものとして厚生労働省令で定めるものをいう。以下この章において同じ。）が発生した場合には、厚生労働省令で定めるところにより、遅滞なく、当該医療事故の日時、場所及び状況その他厚生労働省令で定める事項を第6条の15第1項の医療事故調査・支援センターに報告しなければならない。	**センターへの報告方法について** ○センターへの報告は、次のいずれかの方法によって行うものとする。 ●書面 ●Web 上のシステム **センターへの報告事項について** ○病院等の管理者がセンターに報告を行わなければならない事項は、次のとおり。 法律で定められた事項 ●日時／場所 ●医療事故の状況 省令で定める事項 ●連絡先 ●医療機関名／所在地／管理者の氏名 ●患者情報（性別／年齢等） ●医療事故調査の実施計画の概要 ●その他管理者が必要と認めた情報	**センターへの報告方法について** ○以下のうち、適切な方法を選択して報告する。 ●書面 ●Web 上のシステム **センターへの報告事項について** ○以下の事項を報告する。 ●日時／場所／診療科 ●医療事故の状況 　・疾患名／臨床経過等 　・報告時点で把握している範囲 　・調査により変わることがあることが前提であり、その時点で不明な事項については不明と記載する。 ●連絡先 ●医療機関名／所在地／管理者の氏名 ●患者情報（性別 / 年齢等） ●調査計画と今後の予定 ●その他管理者が必要と認めた情報 **センターへの報告期限** ○個別の事案や事情等により、医療事故の判断に要する時間が異なることから具体的な期限は設けず、「遅滞なく」報告とする。 ※なお、「遅滞なく」とは、正当な理由無く漫然と遅延することは認められないという趣旨であり、当該事例ごとにできる限りすみやかに報告することが求められるもの。

3．医療事故の遺族への説明事項等について
○ 遺族の範囲

法　律	省　令	通　知
第6条の10 　2　病院等の管理者は、前項の規定による報告をするに当たつては、あらかじめ、医療事故に係る死亡した者の遺族又は医療事故に係る死産した胎児の父母その他厚生労働省令で定める者（以下この章において単に「遺族」という。）に対し、厚生労働省令で定める事項を説明しなければならない。	「遺族」の範囲について ①死亡した者の遺族について 法律で定められた事項 ●死亡した者の遺族 ②死産した胎児の遺族について 法律で定められた事項 ●死産した胎児の父母 省令で定める事項 ●死産した胎児の祖父母	○「遺族」の範囲について 同様に遺族の範囲を法令で定めないこととしている他法令（死体解剖保存法など）の例にならうこととする。 ○「死産した胎児」の遺族については、当該医療事故により死産した胎児の父母、祖父母とする。 ○遺族側で遺族の代表者を定めてもらい、遺族への説明等の手続はその代表者に対して行う。

3. 医療事故の遺族への説明事項等について
○ 遺族への説明事項

法　律	省　令	通　知
第6条の10 　2　病院等の管理者は、前項の規定による報告をするに当たつては、あらかじめ、医療事故に係る死亡した者の遺族又は医療事故に係る死産した胎児の父母その他厚生労働省令で定める者（以下この章において単に「遺族」という。）に対し、厚生労働省令で定める事項を説明しなければならない。	**遺族への説明事項について** ○遺族への説明事項については、以下のとおり。 ●医療事故の日時、場所、状況 ●制度の概要 ●院内事故調査の実施計画 ●解剖又は死亡時画像診断（Ai）が必要な場合の解剖又は死亡時画像診断（Ai）の同意取得のための事項	○遺族へは、「センターへの報告事項」の内容を遺族にわかりやすく説明する。 ○遺族へは、以下の事項を説明する。 ●医療事故の日時、場所、状況 ・日時／場所／診療科 ・医療事故の状況 ・疾患名／臨床経過等 ・報告時点で把握している範囲 ・調査により変わることがあることが前提であり、その時点で不明な事項については不明と説明する。 ●制度の概要 ●院内事故調査の実施計画 ●解剖又は死亡時画像診断（Ai）が必要な場合の ●解剖又は死亡時画像診断（Ai）の具体的実施内容などの同意取得のための事項 ●血液等の検体保存が必要な場合の説明

4．医療機関が行う医療事故調査について
○ 医療機関が行う医療事故調査の方法等

法　律	省　令	通　知
第6条の11　病院等の管理者は、医療事故が発生した場合には、厚生労働省令で定めるところにより、速やかにその原因を明らかにするために必要な調査（以下この章において「医療事故調査」という。）を行わなければならない。	○病院等の管理者は、医療事故調査を行うに当たっては、以下の調査に関する事項について、当該医療事故調査を適切に行うために必要な範囲内で選択し、それらの事項に関し、当該医療事故の原因を明らかにするために、情報の収集及び整理を行うことにより行うものとする。 ・診療録その他の診療に関する記録の確認 ・当該医療従事者のヒアリング ・その他の関係者からのヒアリング ・解剖又は死亡時画像診断（Ai）の実施 ・医薬品、医療機器、設備等の確認 ・血液、尿等の検査	**医療事故調査の方法等** ○本制度の目的は医療安全の確保であり、個人の責任を追及するためのものではないこと。 ○調査の対象者については当該医療従事者を除外しないこと。 ○調査項目については、以下の中から必要な範囲内で選択し、それらの事項に関し、情報の収集、整理を行うものとする。 ※調査の過程において可能な限り匿名性の確保に配慮すること。 ・診療録その他の診療に関する記録の確認 　例）カルテ、画像、検査結果等 ・当該医療従事者のヒアリング ※ヒアリング結果は内部資料として取り扱い、開示しないこと。（法的強制力がある場合を除く。）とし、その旨をヒアリング対象者に伝える。 ・その他の関係者からのヒアリング ※遺族からのヒアリングが必要な場合があることも考慮する。 ・医薬品、医療機器、設備等の確認 ・解剖又は死亡時画像診断（Ai）については解剖又は死亡時画像診断（Ai）の実施前にどの程度死亡の原因を医学的に判断できているか、遺族の同意の有無、解剖又は死亡時画像診断（Ai）の実施により得られると見込まれる情報の重要性などを考慮して実施の有無を判断する。 ・血液、尿等の検体の分析・保存の必要性を考慮 ○医療事故調査は医療事故の原因を明らかにするために行うものであること。 ※原因も結果も明確な、誤薬等の単純な事例であっても、調査項目を省略せずに丁寧な調査を行うことが重要であること。 ○調査の結果、必ずしも原因が明らかになるとは限らないことに留意すること。 ○再発防止は可能な限り調査の中で検討することが望ましいが、必ずしも再発防止策が得られるとは限らないことに留意すること。

5. 支援団体の在り方について
○ 支援団体
○ 支援内容

法　律	告　示	通　知
第6条の11 　2　病院等の管理者は、医学医術に関する学術団体その他の厚生労働大臣が定める団体（法人でない団体にあつては、代表者又は管理人の定めのあるものに限る。次項及び第6条の22において「医療事故調査等支援団体」という。）に対し、医療事故調査を行うために必要な支援を求めるものとする。 　3　医療事故調査等支援団体は、前項の規定により支援を求められたときは、医療事故調査に必要な支援を行うものとする。 **第6条の16** 　医療事故調査・支援センターは、次に掲げる業務を行うものとする。 　五　医療事故調査の実施に関する相談に応じ、必要な情報の提供及び支援を行うこと。 ◆　参議院厚生労働委員会附帯決議（2　医療事故調査制度について） 　イ　院内事故調査及び医療事故調査・支援センターの調査に大きな役割を果たす医療事故調査等支援団体については、地域間における事故調査の内容及び質の格差が生じないようにする観点からも、中立性・専門性が確保される仕組みの検討を行うこと。また、事故調査が中立性、透明性及び公正性を確保しつつ、迅速かつ適正に行われるよう努めること。	○支援団体は別途告示で定める。	**支援団体について** ○医療機関の判断により、必要な支援を支援団体に求めるものとする。 ○支援団体となる団体の事務所等の既存の枠組みを活用した上で団体間で連携して、支援窓口や担当者を一元化することを目指す。 ○その際、ある程度広域でも連携がとれるような体制構築を目指す。 ○解剖・死亡時画像診断については専用の施設・医師の確保が必要であり、サポートが必要である。

---

6. 医療機関からセンターへの調査結果報告について
○ センターへの報告事項・報告方法

法　律	省　令	通　知
第6条の11 　4　病院等の管理者は、医療事故調査を終了したときは、厚生労働省令で定めるところにより、遅滞なく、その結果を第6条の15第1項の医療事故調査・支援センターに報告しなければならない。		**センターへの報告方法について** ○センターへの報告は、次のいずれかの方法によって行うものとする。 　●書面又はWeb上のシステム
		センターへの報告事項・報告方法について
	○病院等の管理者は、院内調査結果の報告を行うときは次の事項を記載した報告書をセンターに提出して行う。 　●日時／場所／診療科 　●医療機関名／所在地／連絡先 　●医療機関の管理者の氏名 　●患者情報（性別／年齢等） 　●医療事故調査の項目、手法及び結果	○本制度の目的は医療安全の確保であり、個人の責任を追及するためのものではないことを、報告書冒頭に記載する。 ○報告書はセンターへの提出及び遺族への説明を目的としたものであることを記載することは差し支えないが、それ以外の用途に用いる可能性については、あらかじめ当該医療従事者へ教示することが適当である。 ○センターへは以下の事項を報告する。 　●日時／場所／診療科 　●医療機関名／所在地／連絡先 　●医療機関の管理者の氏名 　●患者情報（性別／年齢等） 　●医療事故調査の項目、手法及び結果 　・調査の概要（調査項目、調査の手法） 　・臨床経過（客観的事実の経過） 　・原因を明らかにするための調査の結果 　※必ずしも原因が明らかになるとは限らないことに留意すること。 　・調査において再発防止策の検討を行った場合、管理者が講ずる再発防止策については記載する。 　・当該医療従事者や遺族が報告書の内容について意見がある場合等は、その旨を記載すること。 ○医療上の有害事象に関する他の報告制度についても留意すること。（別紙）
	○当該医療従事者等の関係者について匿名化する。	○当該医療従事者等の関係者について匿名化する。 ○医療機関が報告する医療事故調査の結果に院内調査の内部資料は含まない。

7. 医療機関が行った調査結果の遺族への説明について
○ 遺族への説明方法・説明事項

法　律	省　令	通　知
第6条の11 　5　病院等の管理者は、前項の規定による報告をするに当たつては、あらかじめ、遺族に対し、厚生労働省令で定める事項を説明しなければならない。ただし、遺族がないとき、又は遺族の所在が不明であるときは、この限りでない。	○「センターへの報告事項」の内容を説明することとする。 ○現場医療者など関係者について匿名化する。	**遺族への説明方法について** ○遺族への説明については、口頭（説明内容をカルテに記載）又は書面（報告書又は説明用の資料）若しくはその双方の適切な方法により行う。 ○調査の目的・結果について、遺族が希望する方法で説明するよう努めなければならない。 **遺族への説明事項について** ○左記の内容を示す。 ○現場医療者など関係者について匿名化する。

8．センターの指定について

法　律	省　令	通知
第6条の15 　厚生労働大臣は、医療事故調査を行うこと及び医療事故が発生した病院等の管理者が行う医療事故調査への支援を行うことにより医療の安全の確保に資することを目的とする一般社団法人又は一般財団法人であつて、次条に規定する業務を適切かつ確実に行うことができると認められるものを、その申請により、医療事故調査・支援センターとして指定することができる。 2　厚生労働大臣は、前項の規定による指定をしたときは、当該医療事故調査・支援センターの名称、住所及び事務所の所在地を公示しなければならない。 3　医療事故調査・支援センターは、その名称、住所又は事務所の所在地を変更しようとするときは、あらかじめ、その旨を厚生労働大臣に届け出なければならない。 4　厚生労働大臣は、前項の規定による届出があつたときは、当該届出に係る事項を公示しなければならない。 **第6条の27** 　この節に規定するもののほか、医療事故調査・支援センターに関し必要な事項は、厚生労働省令で定める。	○センターの指定を受けようとする者は、次に掲げる事項を記載した申請書を厚生労働大臣に提出しなければならない。 ● 名称及び住所並びに代表者の氏名 ● 調査等業務を行おうとする主たる事務所の名称及び所在地 ● 調査等業務を開始しようとする年月日 ○前項の申請書には、次に掲げる書類を添付しなければならない。 ● 定款又は寄附行為及び登記事項証明書 ● 申請者が次条各号の規定に該当しないことを説明した書類 ● 役員の氏名及び経歴を記載した書類 ● 調査等業務の実施に関する計画 ● 調査等業務以外の業務を行っている場合には、その業務の種類及び概要を記載した書類 ○次のいずれかに該当する者は、センターの指定を受けることができない。 ● 法又は法に基づく命令に違反し、罰金以上の刑に処せられ、その執行を終わり、又は執行を受けることがなくなつた日から二年を経過しない者 ● センターの指定を取り消され、その取消しの日から二年を経過しない者 ● 役員のうちに前二号のいずれかに該当する者がある者 ○厚生労働大臣は、センターの指定の申請があつた場合においては、その申請が次の各号のいずれにも適合していると認めるときでなければ、同条の指定をしてはならない。 ● 営利を目的とするものでないこと。 ● 調査等業務を行うことを当該法人の目的の一部としていること。 ● 調査等業務を全国的に行う能力を有し、かつ、十分な活動実績を有すること。 ● 調査等業務を全国的に、及び適確かつ円滑に実施するために必要な経理的基礎を有すること。 ● 調査等業務の実施について利害関係を有しないこと。 ● 調査等業務以外の業務を行つているときは、その業務を行うことによつて調査等業務の運営が不公正になるおそれがないこと。 ● 役員の構成が調査等業務の公正な運営に支障を及ぼすおそれがないものであること。 ● 調査等業務について専門的知識又は識見を有する委員により構成される委員会を有すること。 ● 前号に規定する委員が調査等業務の実施について利害関係を有しないこと。 ● 公平かつ適正な調査等業務を行うことができる手続を定めていること。	○通知事項なし

9．センター業務について①
○ センターが行う、院内事故調査結果の整理・分析とその結果の医療機関への報告

法　律	省　令	通　知
第6条の16 　医療事故調査・支援センターは、次に掲げる業務を行うものとする。 　一　第6条の11 第4項の規定による報告により収集した情報の整理及び分析を行うこと。 　二　第6条の11 第4項の規定による報告をした病院等の管理者に対し、前号の情報の整理及び分析の結果の報告を行うこと。	○省令事項なし	**報告された院内事故調査結果の整理・分析、医療機関への分析結果の報告について** ○報告された事例の匿名化・一般化を行い、データベース化、類型化するなどして類似事例を集積し、共通点・類似点を調べ、傾向や優先順位を勘案する。 ○個別事例についての報告ではなく、集積した情報に対する分析に基づき、一般化・普遍化した報告をすること。 ○医療機関の体制・規模等に配慮した再発防止策の検討を行うこと。 個別事例　類別化　分析

10. センター業務について②
◎ センターが行う調査の依頼
◎ センターが行う調査の内容

法　律	省　令	通　知
第6条の17 　医療事故調査・支援センターは、医療事故が発生した病院等の管理者又は遺族から、当該医療事故について調査の依頼があつたときは、必要な調査を行うことができる。 　2　医療事故調査・支援センターは、前項の調査について必要があると認めるときは、同項の管理者に対し、文書若しくは口頭による説明を求め、又は資料の提出その他必要な協力を求めることができる。 　3　第1項の管理者は、医療事故調査・支援センターから前項の規定による求めがあつたときは、これを拒んではならない。 　4　医療事故調査・支援センターは、第1項の管理者が第2項の規定による求めを拒んだときは、その旨を公表することができる。	○省令 事項 なし	**センター調査の依頼について** ○医療事故が発生した医療機関の管理者又は遺族は、医療機関の管理者が医療事故としてセンターに報告した事案については、センターに対して調査の依頼ができる。 **センター調査の実施及びセンター調査への医療機関の協力について** ○院内事故調査終了後にセンターが調査する場合は、院内調査の検証が中心となるが、必要に応じてセンターから調査の協力を求められることがあるので病院等の管理者は協力すること。 ○院内事故調査終了前にセンターが調査する場合は院内調査の進捗状況等を確認するなど、医療機関と連携し、早期に院内事故調査の結果が得られることが見込まれる場合には、院内事故調査の結果を受けてその検証を行うこと。各医療機関においては院内事故調査を着実に行うとともに、必要に応じてセンターから連絡や調査の協力を求められることがあるので病院等の管理者は協力すること。 ○ センター調査（・検証）は、「医療機関が行う調査の方法」で示した項目について行う。その際、当該病院等の状況等を考慮しておこなうこと。 ○ センターは医療機関に協力を求める際は、調査に必要かつ合理的な範囲で協力依頼を行うこととする。

10. センター業務について②
○ センターが行った調査の医療機関と遺族への報告

法 律	省 令	通 知
第6条の17 　5　医療事故調査・支援センターは、第1項の調査を終了したときは、その調査の結果を同項の管理者及び遺族に報告しなければならない。	○省令 事項 なし	**センター調査の遺族及び医療機関への報告方法・報告事項について** ○センターは調査終了時に以下事項を記載した調査結果報告書を、医療機関と遺族に対して交付する。 ● 日時／場所／診療科 ● 医療機関名／所在地／連絡先 ● 医療機関の管理者 ● 患者情報（性別／年齢等） ● 医療事故調査の項目、手法及び結果 　・調査の概要（調査項目、調査の手法） 　・臨床経過（客観的事実の経過） 　・原因を明らかにするための調査の結果 　※調査の結果、必ずしも原因が明らかになるとは限らないことに留意すること。 　※原因分析は客観的な事実から構造的な原因を分析するものであり、個人の責任追及を行うものではないことに留意すること。 　・再発防止策 　※再発防止策は、個人の責任追及とならないように注意し、当該医療機関の状況及び管理者の意見を踏まえた上で記載すること。 ○センターが報告する調査の結果に院内調査報告書等の内部資料は含まない。

10. センター業務について②
○ センターが行った調査の結果の取扱い

法　律	省　令	通　知
第6条の17 　5　医療事故調査・支援センターは、第1項の調査を終了したときは、その調査の結果を同項の管理者及び遺族に報告しなければならない。 **第6条の21** 　医療事故調査・支援センターの役員若しくは職員又はこれらの者であつた者は、正当な理由がなく、調査等業務に関して知り得た秘密を漏らしてはならない。	○省令事項なし	**センター調査結果報告書の取扱いについて** ○本制度の目的は医療安全の確保であり、個人の責任を追及するためのものではないため、センターは、個別の調査報告書及びセンター調査の内部資料については、法的義務のない開示請求に応じないこと。 　※証拠制限などは省令が法律を超えることはできず、立法論の話である。 ○センターの役員若しくは職員又はこれらの者であった者は、正当な理由がなく、調査等業務に関して知り得た秘密を漏らしてはならない。

11. センター業務について③
○ センターが行う研修

法　律	省　令	通　知
第6条の 16 四　医療事故調査に従事する者に対し医療事故調査に係る知識及び技能に関する研修を行うこと。	○省令 事項 なし	**センターが行う研修について** ○センターが行う研修については、対象者別に以下の研修を行う。 ①センターの職員向け：センターの業務（制度の理解、相談窓口業務、医療機関への支援等）を円滑に遂行するための研修 ②医療機関の職員向け：科学性・論理性・専門性を伴った事故調査を行うことができるような研修 ③支援団体の職員向け：専門的な支援に必要な知識等を学ぶ研修 ○研修を行うに当たっては、既存の団体等が行っている研修と重複することがないよう留意する。 ○研修の実施に当たっては、一定の費用徴収を行うこととし、その収入は本制度のために限定して使用する。

12. センター業務について④
○ センターが行う普及啓発

法　律	省　令	通　知
第6条の16 六　医療事故の再発の防止に関する普及啓発を行うこと。	○省令事項なし	**センターが行う普及啓発について** ○集積した情報に基づき、個別事例ではなく全体として得られた知見を繰り返し情報提供する。 ○誤薬が多い医薬品の商品名や表示の変更など、関係業界に対しての働きかけも行う。 ○再発防止策がどの程度医療機関に浸透し、適合しているか調査を行う。

13. センターが備えるべき規定について

法　律	省　令	通知
第 6 条の 18 医療事故調査・支援センターは、第 6 条の 16 各号に掲げる業務（以下「調査等業務」という。）を行うときは、その開始前に、調査等業務の実施方法に関する事項その他の厚生労働省令で定める事項について調査等業務に関する規程（次項及び第 6 条の 26 第 1 項第三号において「業務規程」という。）を定め、厚生労働大臣の認可を受けなければならない。これを変更しようとするときも、同様とする。 2　厚生労働大臣は、前項の認可をした業務規程が調査等業務の適正かつ確実な実施上不適当となつたと認めるときは、当該業務規程を変更すべきことを命ずることができる。	○厚生労働省令で定める事項は、次のとおりとする。 ● 調査等業務を行う時間及び休日に関する事項 ● 調査等業務を行う事務所に関する事項 ● 調査等業務の実施方法に関する事項 ● センターの役員の選任及び解任に関する事項 ● 調査等業務に関する秘密の保持に関する事項 ● 調査等業務に関する帳簿及び書類の管理及び保存に関する事項 ● 前各号に掲げるものの他、調査等業務に関し必要な事項 ○センターは、業務規程の認可を受けようとするときは、その旨を記載した申請書に当該業務規程を添えて、これを厚生労働大臣に提出しなければならない。 ○センターは、業務規程の変更の認可を受けようとするときは、次に掲げる事項を記載した申請書を厚生労働大臣に提出しなければならない。 ● 変更の内容 ● 変更しようとする年月日 ● 変更の理由	○通知事項なし

法　　律	省　　令	通知

14. センターの事業計画等の認可について
15. センターの事業報告書等の提出について

法　　律	省　　令	通知
第6条の19 　医療事故調査・支援センターは、毎事業年度、厚生労働省令で定めるところにより、調査等業務に関し事業計画書及び収支予算書を作成し、厚生労働大臣の認可を受けなければならない。これを変更しようとするときも、同様とする。 2　医療事故調査・支援センターは、厚生労働省令で定めるところにより、毎事業年度終了後、調査等業務に関し事業報告書及び収支決算書を作成し、厚生労働大臣に提出しなければならない。	○センターは、事業計画書及び収支予算書の認可を受けようとするときは、毎事業年度開始の一月前までに（指定を受けた日の属する事業年度にあっては、その指定を受けた後遅滞なく）、申請書に事業計画書及び収支予算書を添えて、厚生労働大臣に提出しなければならない。 ○センターは、事業計画書又は収支予算書の変更の認可を受けようとするときは、あらかじめ、変更の内容及び理由を記載した申請書を厚生労働大臣に提出しなければならない。 ○センターは、事業報告書及び収支決算書を毎事業年度終了後三月以内に貸借対照表を添えて厚生労働大臣に提出しなければならない。	○通知事項なし

16. センターの業務の休廃止の許可について
17. センターが備える帳簿について

法　律	省　令	通知
第6条の20 医療事故調査・支援センターは、厚生労働大臣の許可を受けなければ、調査等業務の全部又は一部を休止し、又は廃止してはならない。 **第6条の23** 医療事故調査・支援センターは、厚生労働省令で定めるところにより、帳簿を備え、調査等業務に関し厚生労働省令で定める事項を記載し、これを保存しなければならない。	○センターは、調査等業務の全部又は一部の休止又は廃止の許可を受けようとするときは、その休止し、又は廃止しようとする日の二週間前までに、次に掲げる事項を記載した申請書を厚生労働大臣に提出しなければならない。 ● 休止又は廃止しようとする調査等業務の範囲 ● 休止又は廃止しようとする年月日及び休止しようとする場合はその期間 ● 休止又は廃止の理由 ○センターは、次に掲げる事項を記載した帳簿を備え、これを最終の記載の日から三年間保存しなければならない。 ● 病院等から医療事故調査の結果の報告を受けた年月日 ●前号の報告に係る医療事故の概要 ●第1号の報告に係る整理及び分析結果の概要	○通知事項なし

別紙

医療上の有害事象に関する報告制度

1．医薬品・医療機器等安全性情報報告制度

根拠	医薬品・医療機器等法第 68 条の 10 第 2 項
目的	医薬品、医療機器又は再生医療等製品の使用による副作用、感染症又は不具合の発生（医療機器及び再生医療等製品の場合は、健康被害が発生するおそれのある不具合も含む。）について、保健衛生上の危害の発生又は拡大の防止。
報告者	医療関係者（薬局開設者、病院、診療所若しくは飼育動物診療施設の開設者又は医師、歯科医師、薬剤師、登録販売者、獣医師その他の医薬関係者）
報告する情報	医薬品、医療機器又は再生医療等製品の使用による副作用、感染症又は不具合の発生（医療機器及び再生医療等製品の場合は、健康被害が発生するおそれのある不具合も含む。）について、保健衛生上の危害の発生又は拡大を防止する観点から報告の必要があると判断した情報（症例）。
報告の窓口	独立行政法人 医薬品医療機器総合機構 安全第一部 情報管理課 　〒 100-0013　東京都千代田区霞が関 3-3-2　新霞が関ビル 　FAX：0120-395-390 　電子メール：anzensei-hokoku@pmda.go.jp 　※ 郵送、ＦＡＸ又は電子メールで受付

2．予防接種法に基づく副反応報告制度

根拠	予防接種法第 12 条第 1 項
目的	予防接種後に生じる種々の身体的反応や副反応について情報を収集し、ワクチンの安全性について管理・検討を行い、以て広く国民に情報を提供すること及び今後の予防接種行政の推進に資すること。
報告者	病院若しくは診療所の開設者又は医師
報告する情報	定期の予防接種等を受けた者が、当該定期の予防接種等を受けたことによるものと疑われる症状として厚生労働省令（注 1）で定めるものを呈している旨。 　注 1：予防接種法施行規則第 5 条に規定する症状
報告の窓口	独立行政法人医薬品医療機器総合機構　安全第一部情報管理課 　〒 100-0013　東京都千代田区霞が関 3-3-2　新霞が関ビル 　FAX：0120-176-146 　※ ＦＡＸのみの受付

3. 医療事故情報収集等事業

根拠	医療事故情報収集・分析・提供事業：医療法施行規則第9条の23、第12条 ヒヤリ・ハット事例収集・分析・提供事業：厚生労働省補助事業
目的	特定機能病院等や事業参加登録申請医療機関から報告された、事故その他の報告を求める事案（以下「事故等事案」という。）に関する情報又は資料若しくはヒヤリ・ハット情報を収集し、及び分析し、その他事故等事案に関する科学的な調査研究を行うとともに、当該分析の結果又は当該調査研究の成果を事業参加医療機関及び希望医療機関に提供すること。
報告者	医療事故情報収集・分析・提供事業 　特定機能病院等の報告義務対象医療機関（義務） 　参加登録申請医療機関（任意参加） ヒヤリ・ハット事例収集・分析・提供事業 　参加登録申請医療機関（任意参加）
報告する情報	医療事故情報収集・分析・提供事業 ①誤った医療または管理を行なったことが明らかであり、その行った医療又は管理に起因して、患者が死亡し、若しくは患者に心身の障害が残った事例又は予期しなかった、若しくは予期していたものを上回る処置その他の治療を要した事例。 ②誤った医療または管理を行なったことは明らかでないが、行った医療又は管理に起因して、患者が死亡し、若しくは患者に心身の障害が残った事例又は予期しなかった、若しくは予期していたものを上回る処置その他の治療を要した事例（行った医療又は管理に起因すると疑われるものを含み、当該事例の発生を予期しなかったものに限る）。 ③①及び②に揚げるもののほか、医療機関内における事故の発生の予防及び再発の防止に資する事例。 ヒヤリ・ハット事例収集・分析・提供事業 ①医療に誤りがあったが、患者に実施される前に発見された事例。 ②誤った医療が実施されたが、患者への影響が認められなかった事例または軽微な処置・治療を要した事例。ただし、軽微な処置・治療とは、消毒、湿布、鎮痛剤投与等とする。 ③誤った医療が実施されたが、患者への影響が不明な事例。
報告の窓口	日本医療機能評価機構のホームページ（http://jcqhc.or.jp/）から、Webシステムを用いて報告。

4．薬局ヒヤリ・ハット事例収集・分析事業

根拠	厚生労働省補助事業
目的	薬局から報告されたヒヤリ・ハット事例等を収集・分析し、提供することにより、広く薬局が医療安全対策に有用な情報を共有するとともに、国民に対して情報を提供することを通じて、医療安全対策の一層の推進を図ること。
報告者	参加登録申請薬局（任意参加）
報告する情報	以下のうち、本事業において収集対象とする事例は医薬品または特定保険医療材料が関連した事例であって、薬局で発生または発見された事例 ①医療に誤りがあったが、患者に実施される前に発見された事例。 ②誤った医療が実施されたが、患者への影響が認められなかった事例または軽微な処置・治療を要した事例。但し、軽微な処置・治療とは、消毒、湿布、鎮痛剤投与等とする。 ③誤った医療が実施されたが、患者への影響が不明な事例。
報告の窓口	日本医療機能評価機構のホームページ（http://jcqhc.or.jp/）から、Webシステムを用いて報告。

5．消費者安全調査委員会への申出

根拠	消費者安全法第28条
目的	消費者安全調査委員会の事故等原因調査等のきっかけの一つとして、消費者庁から報告される事故等情報だけでは抽出できない事故等について、必要な事故等原因調査等につなげるためのしくみを構築することにより、調査等の必要な事故の漏れや事故等原因調査等の盲点の発生を防ぎ、必要な事故の再発・拡大防止対策につなげていくこと。
申出者	制限なし
申出の内容	消費者の生命又は身体被害に関わる消費者事故等について、被害の発生又は拡大の防止を図るため、事故等原因の究明が必要だと思料する場合に、消費者安全調査委員会に対し、その旨を申し出て、事故等原因調査等を行うよう求めることができる。
申出の窓口	消費者庁 消費者安全課 事故調査室 〒100-6178　東京都千代田区永田町2-11-1　山王パークタワー6階 専用電話番号 03-3507-9268（受付時間 10：00〜17：00） FAX：03-3507-9284

著者紹介（掲載順）

石川 寛俊（いしかわ ひろとし）
1949年、奈良県生まれ。弁護士。スモンや薬害エイズなどの巨大薬害訴訟をはじめ、これまでに200件以上の医療過誤訴訟を手がける。テレビドラマ『白い巨塔』の監修も担当。著書に『医療と裁判ー弁護士として、同伴者としてー』（岩波書店、2004年3月）ほか。

勝村 久司（かつむら ひさし）
1961年生まれ。京都教育大学理学科卒業。1990年、陣痛促進剤による被害で長女を失い、医療事故や薬害などの市民運動に取り組む。2005年、厚生労働省「医療安全対策検討ワーキンググループ」委員、2005年、厚生労働省「中央社会保険医療協議会」委員、2008年、医療機能評価機構「産科医療補償制度 運営委員会」委員、2010年、医療機能評価機構「産科医療補償制度 再発防止委員会」委員、2015年、群馬大学附属病院「医療事故調査委員会」委員、2020年、厚生労働省「薬害を学び再発を防止するための教育に関する検討会」委員。
「医療情報の公開・開示を求める市民の会」「患者の視点で医療安全を考える連絡協議会」「全国薬害被害者団体連絡協議会」などの世話人。「医療安全学会」理事。
主な著書：『ぼくの「星の王子さま」へ〜医療裁判10年の記録〜』（幻冬舎文庫）、『患者と医療者のためのカルテ開示Q&A』（岩波書店）。
主な共著書：『どうなる！ どうする？ 医療事故調査制度』、『医療被害に遭ったとき』、『カルテ改ざん』、『薬害が消される！』（発行は全て「さいろ社」）、『患者安全への提言〜群大病院医療事故調査から学ぶ〜』（日本評論社）。
ホームページ：http://hkr.o.oo7.jp/hk/

加藤 高志（かとう たかし）
1990年、大阪弁護士会登録。弁護士。薬害エイズ、薬害肝炎、O157集団感染などの集団訴訟に関与。現・日本小児科学会倫理委員会委員、現・奈良県立医科大学附属病院医療安全監査委員会委員。元・日弁連人権擁護委員会委員長、元・産科医療補償制度原因分析委員会（部会）委員。

金坂 康子（かねさか やすこ）
医療事故被害者・遺族
2018年9月に、当時20歳の長女・真希が淀川キリスト教病院にて医療事故に遭い、2019年10月に21歳で死亡。2018年12月より、医療過誤原告の会会員。2020年1月より、医療情報の公開・開示を求める市民の会会員。

木下正一郎（きのした しょういちろう）
弁護士、きのした法律事務所所長
1990年3月、早稲田大学法学部卒。一般企業勤務を経て、1999年10月、司法試験に合格し、2001年10月、弁護士登録（東京弁護士会）。
2008年、日本弁護士連合会第51回人権擁護大会シンポジウム第2分科会実行委員会において『院内事故調査ガイドライン』の作成に携わる。2007年度厚生労働科学特別研究事業「診療行為に関連した死亡に係る死因究明等のための調査の在り方に関する研究」班、厚生労働科学研究費補助金（地域医療基盤開発推進研究事業）、2008年度及び2009年度の分担研究報告「届出等判断の標準化に関する研究」「診療行為に関連した死亡の調査分析に従事する者の育成及び資質向上のための手法に関する研究」の研究協力者を務める。2016年6月より、医療問題弁護団（医療事故被害者の救済、医療事故の再発防止のための諸活動

を行う弁護士の団体）の事務局長を務める。

著書（いずれも共著）：『医療事故の法律相談＜全訂版＞』（学陽書房、2009年）、『安全で質の高い医療を実現するために 医療事故の防止と被害の救済のあり方を考える』（あけび書房、2009年）、『専門訴訟口座④ 医療訴訟』（民事法研究会、2010年）、『シリーズ生命倫理学18 医療事故と医療人権侵害』（丸善出版、2012年）、『医事法辞典』（信山社、2018年）

前村　聡（まえむら　あきら）

日本経済新聞社東京本社編集局 政策報道ユニット 経済・社会保障グループ 社会保障エディター

1995年3月、一橋大学社会学部卒。同年4月に日本経済新聞社に入社し、大阪本社社会部で阪神淡路大震災や薬害エイズ事件、雪印乳業やO157の集団食中毒などを取材。2001年3月から東京本社社会部で厚生労働省や医療班キャップを担当。2007年3月から法務報道部キャップで企業法務など担当。2012年4月から大阪本社社会部で遊軍キャップや次長（デスク）を担当。2016年4月から東京本社社会部次長で社会保障などを担当。2020年4月から現職。

活動：東京大学医療政策人材養成講座1期生（「無過失補償制度の実現可能性」を研究）、東京大学公共政策大学院医療政策教育・研究ユニット (HPU) の「医療政策実践コミュニティー(H-PAC) メンター、メディアドクター研究会など。

著書：『がん治療の実力病院』（2005年）など日経実力病院調査シリーズ（日本経済新聞社）、『どうなる！ どうする？ 医療事故調査制度』（さいろ社、2015年）、『社会保障　砂上の安心網』（日本経済新聞社、2018年）、『無駄だらけの社会保障』（日本経済新聞社、2020年）、

『新型インフルエンザパンデミックに日本はいかに立ち向かってきたか』（南山堂、2020年）など。

増田　弘治（ますだ　こうじ）

読売新聞大阪本社京都総局・専任次長（医療担当記者）

大阪大学文学研究科博士前期課程修了（文学修士＝生命倫理学）、日本生命倫理学会正会員。1992年に大阪外国語大学を卒業し、読売新聞大阪本社に入社。広島総局を経て所属した大阪本社社会部で薬害エイズ事件の取材班に参加、医療事故・医療過誤事件の取材経験を重ねた。2002年から大阪本社科学部（現・科学医療部）、東京本社科学部で医療・医学取材を担当し、遺伝性疾患、製薬、薬害、感染症、終末期医療を取材領域とし、特に生殖補助医療や実験的医療をめぐる社会課題を批判的側面から報じた。2015年に大阪大文学研究科臨床哲学研究室の博士前期課程に入学、2020年に修士論文「日本における生命倫理のあり方を考える─優生思想から解放された社会の構築を目指して─」で修士号を取得した。2020年9月から現職。

活動：国立研究開発法人科学技術振興機構・社会技術研究開発センター (RISTEX) の「科学技術の倫理的・法制度的・社会的課題 (ELSI) への包括的実践研究開発プログラム」で採択された、「遺伝子差別に対する法整備に向けての法政策の現状分析と考察」（2020年度採択 瀬戸山晃一・京都府立医大教授）、「パンデミックのELSIアーカイブ化による感染症にレジリエントな社会構築」（2021年度採択 児玉聡・京都大文学研究科准教授）に研究協力者として参加。

宮脇　正和（みやわき　まさかず）
医療過誤原告の会・会長

1950 年 1 月 8 日生まれ。1983 年、次女が医療過誤死亡（民間総合病院・軽い肺炎で入院後死亡）、1985 年、病院を東京地裁八王子支部に提訴（誤診、医療体制不備）、1993 年、第 1 審判決前に和解（病院側謝罪、賠償、再発防止協定）。1991 年、医療過誤原告の会発足に参加、2005 年、同会長、現在に至る。

主要活動：2008 年、患者の立場で医療安全を考える連絡協議会副代表、2010 年、厚生労働省医療裁判外紛争解決機関（ADR）連絡調整会議委員、2011 年、東京大学大学院「医療政策実践コミュニティ-(H-PAC)」1 期、医療有害事象発生時の病院の対応の在り方研究班、2011 年、患者・家族と医療をつなぐ NPO 法人「架け橋」理事、2012 年、韓国医療紛争調停仲裁院視察、2014 年、東京都医療安全推進協議会委員、2015 年、東京大学大学院「医療政策実践コミュニティ-(H-PAC)」5 期、医療事故調査制度見直し提言研究班リーダー、2016 年、日本看護協会医療安全推進運営会議委員、2020 年、日本歯科専門医機構理事（青字は、現在継続中）

最近の活動状況：①全国の医療事故被害者の相談対応（電話、メール、面談、各地域で被害者の交流集会を開催）、②公平な医療事故調査制度へ改善を求め、被害者関係団体と共に医療関係機関役員と懇談、政府への要請集会・シンポジウム等開催、毎月駅頭宣伝・署名活動、③医療過誤原告の会活動・シンポジウム等を冊子にして発行、④患者安全の活動について、被害者の立場で医療関係者に講演活動、⑤医療事故被害者支援ハンドブック発行。

松村　由美（まつむら　ゆみ）
京都大学医学部附属病院 医療安全管理部 部長・教授

1994 年 3 月、京都大学医学部卒。同年 4 月に京都大学医学部附属病院で皮膚科研修医として勤務をはじめ、以後、大学院や米国での免疫学の研究期間を経て、2003 年に京都大学大学院医学研究科皮膚科学教室にて助教、講師として、皮膚科臨床に従事。2011 年 4 月から同大学病院医療安全管理室に異動となり室長として、患者さんの安全を守る業務を担当。2017 年 7 月から現職。

活動：医療安全調査機構総合調査委員会委員、京都府医師会理事（医療安全担当）、医療の質・安全学会理事長、医療安全学会理事など。

著書・論文：「医療安全管理者の立場からみた医療事故調査制度 法律家と医師が解明する動きだす医療事故調査制度」（SCICUS、2015 年）、『京大病院 院内事故調査の指針―医療安全管理部における対応の実際』（メディカルレビュー社、2016 年）、「ロールプレイングを取り入れ主体的に学ぶ医療安全教育〜患者・家族支援体制に関する職員教育・研修の実践例」（病院安全教育 第 5 巻第 5 号、日総研、名古屋、p.24-33、2018 年）など。

篠原　聖二（しのはら　しょうじ）
姫路市人権総務課職員

2000 年 10 月 20 日、長男（当時 9 歳）を小児悪性リンパ腫治療中に間質性肺炎で亡くす。長男を診療した姫路赤十字病院が研究段階である臨床研究中の治療法であることを隠したまま、同意も得ずに無断で行っていたことが判明し、2002 年 9 月 4 日、日本赤十字社を被告として神戸地方裁判所へ提訴する。2007 年 1 月 26 日、神戸地方裁判所は、被告病院の説明義務違反と死亡の結果回避可能性認め、

日本赤十字社に 1,000 万円の慰謝料支払い命令を下す。2007 年 5 月 17 日、大阪高等裁判所へ控訴する。2007 年 12 月 26 日、日本赤十字社は長男の死亡に遺憾の意および哀悼の意を表し、陳謝するとともに第 1 審判決で認められた過失に対する改善条項を盛り込んだ和解が成立する。

行政関係：2005 年、姫路市保健所に医師法第 24 条及び医療法第 21 条違反による、姫路赤十字病院の立入り検査及び改善勧告を行わせる。2007 年、社会保険事務局に保健医療機関及び保健医療養担当規則第 18 条違反に係る診療報酬の不正受給における姫路赤十字病院の立入り検査及び行政指導を行わせ、2005 年から 2006 年までの不正請求分 4,300 万円の診療報酬を返還させる。

活動：医療過誤原告の会副会長・関西支部代表、医療情報公開会開示を求める市民の会、医療被害者や遺族からの相談を受ける傍ら、小児がんなどの子供達を援助する団体「がんの子供を守る会」「TURUMI　こどもホスピス」の支援活動も行う。

共著：『先端医療の落し穴』（御茶の水書房、2008 年）、『どうなる！ どうする？ 医療事故調査制度』（さいろ社、2015 年）など。

北田　淳子（きただ　じゅんこ）

一般社団法人　ヘルパーステーションとまり木　代表理事

1999 年、夫が 44 歳で ALS（筋萎縮性側索硬化症）を発症。2001 年、人工呼吸器装着。"家族一緒に過ごしたい"と在宅生活を始める。医療とは無関係の一主婦が ALS 発症を境に生活が一変する。2004 年、夫の胃ろうのボタン交換のため阪南中央病院に入院。人工呼吸器のガイドドライブラインが外れる医療事故が起こり、意識不明に。意識はもどることなく

2 カ月後に亡くなる。2005 年、病院からの誠意ある対応を受け、阪南中央病院に勤務。「患者情報室　とまり木」を開設し、院内相談員（現・医療対話推進者）として患者・家族の声を病院に伝える役割を担う。2006 年、ALS 患者の辛さ、事故の経験から見えてきたことを医療者に伝えていきたいという思いから講演活動を始める。2017 年、阪南中央病院を退職。同年 10 月より「ヘルパーステーションとまり木」を開設。ALS 等、難病の方や重度身障児に対して医療的ケアを含む訪問介護サービスを行っている。

岡本　左和子（おかもと　さわこ）

奈良県立医科大学公衆衛生学 講師

2006 年 12 月、米国メリーランド州立タウソン大学大学院修士課程コミュニケーション学修了（MSc）。2013 年 3 月、東京医科歯科大学大学院医歯学総合研究科博士課程医療政策講座政策科学分野修了（PhD）。1996 年 1 月～ 2000 年 4 月、米国ジョンズ・ホプキンス大学病院国際部アジア地域担当（2000 年 2 月 -4 月、アジア地域担当部長）、Patient Advocate（医師と患者のコミュニケーションを円滑にし、診察や治療に納得と満足度を上げる調整役）として勤務。その後、米国アジア・ヘルス・ウェブ マネージング・エディター、米国メリーランド州認定法廷、ボルチモア郡スクール・ボード認定通訳者を経て、2013 年 9 月より奈良県立医科大学公衆衛生学講座勤務。医療およびリスクコミュニケーションが専門。

活動：研究や教育の傍ら、学術会議・研修会や医療安全、医療対話推進者養成研修等での講演、医療・看護雑誌などへの執筆。

著書・論文：『患者第一――最高の医療』（講談社＋α新書、2003 年）、『どうなる！ どうす

る？ 医療事故調査制度』(さいろ社、2015年)、
『がん哲学外来コーディネーター』(樋野興
夫・編纂、共著、医学評論社、2013年)。翻
訳本では、『治療のわな』(ローズマリー・ギ
ブソン、ジャナルダン・プラサド・シン・共
著、dZERO出版、2016年)、『価値に基づく
診療－VBP実践のための10のプロセス』(5
章、メディカル・サイエンス・インターナショ
ナル社、2016年)、『「患者中心」で成功する
病院大改造』(11章、医学書院、2016年)。
2011年6月-2015年3月、毎日新聞に医療
コラム掲載。2015年8月、日本経済新聞「日
曜日に考える」コラム掲載。

原　昌平 (はら　しょうへい)
相談室ぱどる／ぱどる行政書士事務所（堺市）
代表。行政書士、精神保健福祉士、社会福祉士、
ジャーナリスト
1982年、京都大学理学部卒。同年、読売新聞
大阪本社入社。京都支局、社会部（司法、行政、
遊軍）、科学部次長、編集局編集委員を務めた。
2017年、大阪府立大学博士前期課程修了（社
会福祉学）。2019年9月退職。2020年6月、
現在の事務所を開設。
記者時代は1997年に大阪・安田病院グルー
プの人権侵害・劣悪医療・巨額不正を暴いて
3病院を廃院処分に追い込んだのをはじめ、
薬害エイズ、貧困問題、精神医療、医療事故、
臓器移植、生殖医療、感染症などの取材報道
にあたった。ホームレス問題のルポ・キャン
ペーンで新聞労連大賞（2000年）と坂田記
念ジャーナリズム賞（2001年）、脳死移植の
検証連載でファルマシア・アップジョン医学
記事賞（2000年）、結核の連載でファルマシ
ア医学記事賞特別賞（2001年）、生活保護の
ネット連載で貧困ジャーナリズム大賞特別賞
（2016年）。

活動：現在、認定NPO法人大阪精神医療人
権センター理事、京都民医連中央病院倫理委
員、西淀病院倫理委員、日本精神保健福祉士
協会メディア連携委員長。これまでに日本小
児科学会倫理委員、日本精神保健福祉士協会
相談役、神戸大学・大阪大学・桃山学院大学・
関西学院大学・関西看護医療大学の非常勤講
師を務めた。
著書：単著に『医療費で損しない46の方法』
（中公新書ラクレ、2019年）。共著に『大事典
これでわかる！医療のしくみ』（中公新書ラク
レ、2011年）、『脱・貧困のまちづくり　西成
特区構想の挑戦』（明石書店、2013年）、『ど
うなる！どうする？医療事故調査制度』（さ
いろ社、2015年）、『無料低額診療事業のす
べて』（クリエイツかもがわ、2019年）、『精
神障害のある人の人権Q&A』（解放出版社、
2021年）。

永井　裕之 (ながい　ひろゆき)
1999年2月11日、妻が都立広尾病院で、点
滴後の誤薬注入による医療過誤で急死。刑事、
民事裁判が終了してから、医療界の意識改革
に一石を投じるために2006年4月、「医療の
良心を守る市民の会」を立ち上げ、「患者と医
療者が手をつなぐためにすべきこと」を探求
する活動を代表として推進している。
2008年10月、「患者の視点で医療安全を考
える連絡協議会」を立ち上げ、医療事故被害
者遺族らの会などが緩やかな連合体としての
当面の共通課題として「医療版事故調査機関
の早期設立」、そして、医療事故調査制度が発
足した2015年10月以降は、国民に信頼さ
れる医療事故調査の実現に向けて、活動を推
進している。
著書：『都立広尾病院「医療過誤」事件　断罪
された医療事故隠し』（あけび書房、2007年）。

岸本　達司（きしもと　たつじ）
弁護士（大阪弁護士会）
1985年3月、京都大学法学部卒。1987年4月、弁護士登録。
活動：広島大学医学部客員教授、関西大学会計専門職大学院非常勤講師
著書：『カルテ改ざんはなぜ起きる』（共著、日本評論社、2006年）、『東アジアの医療過誤法』（共著、日本評論社、2019年）など。

上田　裕一（うえだ　ゆういち）
1976年3月、神戸大学医学部卒業後は、財団法人 天理よろづ相談所病院ジュニアレジデント（総合診療）、1978年、同心臓血管外科シニアレジデントを経て、1982年、同心臓血管外科医員。1985年には英国国立心臓病院外科医員として臨床留学。1986年、天理よろづ相談所病院に復職。1996年同心臓血管外科部長を経て、1999年8月名古屋大学医学部胸部外科学講座教授（2000年から名古屋大学大学院医学系研究科心臓外科学教授）。2012年1月、公益財団法人天理よろづ相談所病院院長。2月から日本心臓血管外科学会理事長を6年間務めた。2014年、（地独法）奈良県立病院機構奈良県総合医療センター総長、2018年、同奈良県立病院機構理事長に就任。
医療安全に関する活動：2002年、名古屋大学医学部附属病院の医療事故調査委員会委員長に指名され、以後5年間、名古屋大学医学部附属病院の医療安全管理部長を務めた。2003年から日本心臓血管外科学会 医療安全管理委員会委員長を9年間務め、2018年、理事長就任に伴い、委員長を退任し理事長として対応した。2002年から2021年までに院内および院外の22の医療事故調査委員会に参画した。なお、2015～16年は、群馬大学医学部附属病院医療事故調査委員会委員長を務めた。

2017年4月奈良県医療安全推進センターセンター長に就任。
著書・論文：『医療事故から学ぶ―事故調査の意義と実践』加藤良夫／後藤克幸・編（中央法規、2005年6月）に 2002年の名古屋大学医学部附属病院医療事故調査委員会報告書が掲載。『院内事故調査の手引き』生存科学研究所医療政策研究会・著、上田裕一・監修（医歯薬出版、2009年9月）。「院内医療事故調査委員会への専門医の外部委員としての関わり―日本心臓血管外科学会の対応を中心に」、年報医事法学第29号、日本医事法学会・編、p.79-85（日本評論社、2014年9月）。「院内医療事故調査委員会に求められること」、年報医事法学第32号、日本医事法学会・編、p.90-94（日本評論社、2017年8月）。『患者安全への提言―群大病院医療事故調査から学ぶ』、上田裕一／神谷惠子・編著、医療事故にどう対処してきたか―医療事故調査の歴史的な動向から観た群大病院医療事故。p.2-13（日本評論社、2019年11月）。『院内医療事故調査の課題』甲斐克則・編、上田裕一、医療安全と医事法、p.93－117（信山社、2021年3月）。

事例から学ぶ「医療事故調査制度」活用 BOOK

定価（本体 2,500 円 + 税）

2021 年 12 月 10 日　発行

監　修　　石川寛俊・勝村久司

編　集　　医療情報の公開・開示を求める市民の会

発行者　　藤原　大

DTP　　株式会社 プラス・ワン

印刷所　　株式会社 丸井工文社

発行所　株式会社 篠原出版新社

〒 113-0034　東京都文京区湯島 3-3-4 高柳ビル

電話：(03)5812-4191(代表)　郵便振替　00160-2-185375

E-mail：info@shinoharashinsha.co.jp

URL：www.shinoharashinsha.co.jp

ISBN 978-4-86705-811-4